REMINISCENCE BRAIN

回想脳

脳が健康でいられる大切な習慣

東北大学加齢医学研究所教授
医師・医学博士
瀧 靖之

青春出版社

はじめに　楽しみながら脳を刺激する最高の方法があった！

この本は、認知症が気になる高齢者の方だけでなく、今現在働き盛りの方々、若い方々にも読んでいただきたくて書いた本です。

私はこれまでに、多くの方々から得られた脳画像をデータベースとして構築し、それらの方々の生活習慣やものの考え方といったものを調査し、研究を重ねてきました。そうして私自身も、日常生活のなかで脳にいいと考えられる、さまざまなことを実践してきました。

その1つが、「過去を積極的に振り返る」ことです。

時間というものは、過去から未来へと流れていき、けっして戻ることはありません。そのため、未来に向かって行動していくことはポジティブで、過去を振り返ることは後ろ向きでネガティブな行為だと思われがちです。

しかし、さまざまな脳医学の研究によって、過去を振り返ることでむしろポジティブな気持ちになること、老若男女を問わず脳の健康を維持し、さらには将来の認知症リスクを下げる可能性があることなどがわかってきたのです。

これまでにも、認知症の進行を抑える方法として、写真や映像を見て積極的に過去を振り返る「回想法」という方法が知られていました。

しかしこの本で私がお伝えしたいのは、単なる認知症対策にとどまらない、もっと奥深い回想の持つ力です。

実は先ごろ、私と同じ考えの方がいることを知りました。それが作家の五木寛之さんです。五木さんは『回想のすすめ』（中公新書ラクレ）というご著書のなかで、回想は感傷的な行為ではなく積極的な行為であること、回想は生きる力にもつながることを述べていらっしゃいます。

先行きの不透明な今、未来のことを考えようとしても、かえって不安になるばかりで、足がすくんでしまうかもしれません。しかし、過去を積極的に振り返ることで、自分のなかから幸福感が湧いてくるとともに、前に向かって進んでいこうと思えるようになる。

そのような回想の素晴らしい力を、今こそ多くの方に知っていただきたいと思い、私はこの本を書こうと思い立ちました。そして、回想によって健康な脳になることを「回想脳」と名づけました。

では、「回想脳」をつくるためには、ただ過去を振り返ればいいかというと、そうではありません。

これまでの多くの脳医学研究で、いくつになっても脳が健康な「生涯健康脳」の人には、ある共通点があることがわかってきました。それが、「知的好奇心」「運動」「コミュニケーション」の３つです。

そこでこの本では、この３つの要素と回想を組み合わせる方法を、「回想脳ワーク」として紹介していきます。どれも日常生活のなかで実践できるものですが、相乗効果が期待でき、さらに脳が元気になっていくことでしょう。

脳の老化が気になりだした方だけでなく、仕事や勉強、家事、育児などで多忙な毎日を送っている方々も、できることから取り入れていただければと思います。

楽しみながら簡単に実践できて、しかも脳が健康になる。この本が、あなたの人生をより充実させるヒントになれば、こんなに嬉しいことはありません。

『回想脳　脳が健康でいられる大切な習慣』目次

2章 脳を喜ばせる「頭」の使い方

——「記憶」×「知的好奇心」

4章 「人とのつながり」で脳がよみがえる
——「記憶」×「コミュニケーション」

5章
「回想脳」が生きる力を引き出す
——脳の健康と「幸せ」の関係

本文デザイン／青木佐和子
編集協力／高村史司

1章

脳を健康にするヒントは「過去」にある！

最新脳医学でわかった！　「回想」の驚きの効果

「懐かしさ」が脳にいいことがわかってきた

私は、10代のころから過去を振り返り、昔を懐かしむことの好きな子でした。10代の子にとっての「昔」というとおかしいかもしれませんが、高校生のころは祖父や祖母と遊んだ幼稚園時代を懐かしみ、大学生になって家を離れると、今度は生まれ育った家や、中学、高校時代の校舎、そしてそこで出会った人々のことを、折に触れて思い出していたのです。

もちろん、それがどういう効果をもたらすのかという意識があったわけではありません。しかし、大学受験のまっただなかのときや、医学部に入って大変なときなど、つらいときに昔を思い出して懐かしむことが多かったように記憶しています。

例えば、受験勉強中に、ふと小学校の校舎を思い出すことがありました。すると、それをきっかけにして、どんどん思い出が広がっていくのです。

「あそこの水飲み場で、よく手洗いやうがいをしていたな。インフルエンザが流行っていたときに、先生にずいぶんいわれたっけ。そうだ、学級閉鎖をしたクラスもあったなあ」

さらにそこから、校舎の窓から山が見えていた情景、友人がそこで何か叫んでいる様子など、当時の日常生活が次々に頭に浮かんできます。

そして、「懐かしいなあ」という気持ちに満たされていくと、不思議なことにストレスが解消され、知らず知らずのうちに頭と心がスッキリして、勉強もはかどるようになるのです。

以前は、気にもとめなかった一種の習慣でしたが、脳医学者として多くの論文に目を通していくうちに、もしかすると、こうした「懐かしさ」の感情には、脳にとって何かしらの効果があるのではないかと思うようになってきました。

そこで、自分自身の体験や感覚をもとにして、さまざまな仮説を立てつつ、ほかの研究者の論文も調べながら長年考えてきました。そうして脳の研究を重ねるなかで、「懐かしさ」という感情が脳に対してどのようなよい効果をもたらすのかが、だんだんわかってきたのです。

医療や介護でも応用されている「懐かしさ」の持つ力

過去を振り返ることは、けっして現状からの逃避ではありません。私たちが過去を振り返って「懐かしさ」を求めるのには、脳医学的な意味があったのです。

「懐かしさ」という感情を英語にすると、「ノスタルジア」という名詞が一番近いように思われます。形容詞にすると「ノスタルジー」になります。

20世紀のなかばころまでの心理学の世界において、「ノスタルジア」という用語は、故郷から遠く離れたときに感じる不安や悲嘆などの心理的な症状を表す言葉として、否定的にとらえられてきました。

ところがその後、世界的に「ノスタルジア」の研究が進むにつれて、昔を振り返ることはけっして病的でネガティブな行為ではなくて、精神的にも肉体的にもポジティブな効果がありそうだということがわかってきたのです。

現在では、高齢者を対象にして、「ノスタルジア」の感情を応用した治療が、医療や介護の現場でも行われるようになっています。

私が受験や研究でストレスを感じていたとき、無意識のうちに「懐かしさ」の感情を抱いていたことは、ノスタルジアによって脳を活性化したのであって、それは脳医学的に見ても理にかなった方法だったことを確信しました。

過去を振り返ることで得られる、脳への４つの効果

これまでの研究によれば、過去を振り返って「懐かしさ」を感じることには、大きく分けて次の４つの効果があるとされています。

1．脳の健康を維持し、認知症の進行を抑える（介護への応用、将来の認知症リスク低減）

2．未来に向かって生きる力をつける（過去を振り返って人生を見つめ直すことが、未来へのプランニングになる）

3．ストレスを解消し、気分転換を助ける（メンタルヘルス）
4．幸福感が得られる（主観的幸福感）

それぞれについて、少し詳しく説明しましょう。

効果① 脳の健康を維持し、認知症の進行を抑える

昔を懐かしむことは、実際に認知症の医療現場に「回想法」として取り入れられています。

回想法とは、昔を思い出させる写真や音楽、食べ物などを用い、それを見たり聞いたりした認知症の高齢者が回想をすると同時に、医師や看護師らがそれを受け入れることで、認知症の高齢者の心理的な安定や生きがいの創造をサポートする方法です。

現在では、認知症を発症した人だけでなく、軽度認知症患者に行われたり、うつ病患者や終末期医療の現場などでも使われています。

また、回想法の応用として、同年代の仲間たちが集まって昔のことを語ることで、脳を活性化して認知症のリスク低減に役立てるという試みもあります。

実際、さまざまな研究から、昔を懐かしむことで脳の健康を維持し、認知症の進行を抑える効果があることがわかっています。

さらにいえば、効果③で説明するように、昔を懐かしむことにはストレス解消の効果もあります。認知症の発症リスクとして、ストレスは大きな要素の1つとされています。これもまた、将来の認知症リスクを減らすことにつながります。

効果② 未来に向かって生きる力をつける

過去を振り返ることは、後ろ向きの行為どころか、むしろ未来の自分のプランニングに関連していることが、解剖学的にも明らかになっています。

というのも、過去を振り返るときに使われる脳内のネットワークと、未来のプランニングをしているときに使われる脳内のネットワークは、かなり重複しているということがわかってきたのです。

具体的にいうと、過去の記憶を詳しく思い出そうとしているときには、脳のなかでも前《ぜん》頭葉《とうよう》、側頭葉《そくとうよう》領域、後部帯状回《こうぶたいじょうかい》などの領域がよく働きます。こうした領域は、未来に起きるであろう出来事や将来の自分の姿を想像するときに働く領域と共通しているのです。

このことから、過去を振り返るという行為は、同時に未来に向かって生きる力をつけるポジティブな行為ではないかと推測されるのです。

興味深い話があります。肉体的あるいは精神的なショックで、記憶喪失になったという話はよく耳にするでしょう。あるケースでは、事故によって脳の前頭葉や側頭葉を損傷してしまった人が、過去の記憶を思い出すことができなくなっただけでなく、未来の自分自身の姿を想像できなくなってしまったというのです。

不思議な話に聞こえるかもしれませんが、このこともまた、過去に対する回想は、未来をつくり上げることに深くかかわっていることを裏づけています。

効果③ ストレスを解消し、気分転換を助ける

過去を振り返ることにストレス解消や気分転換の効果があることは、私自身の体験からも理解できました。

受験勉強に限りませんが、1時間、2時間と頭を酷使《こくし》していると、だんだん集中力がなくなって、イライラしてきます。そんなとき、自分の頭のなかで昔のことをしばらく思い出すと、それが気分転換になって、「さあ、また再開しよう」という気分になるのです。

— 脳の構造 —

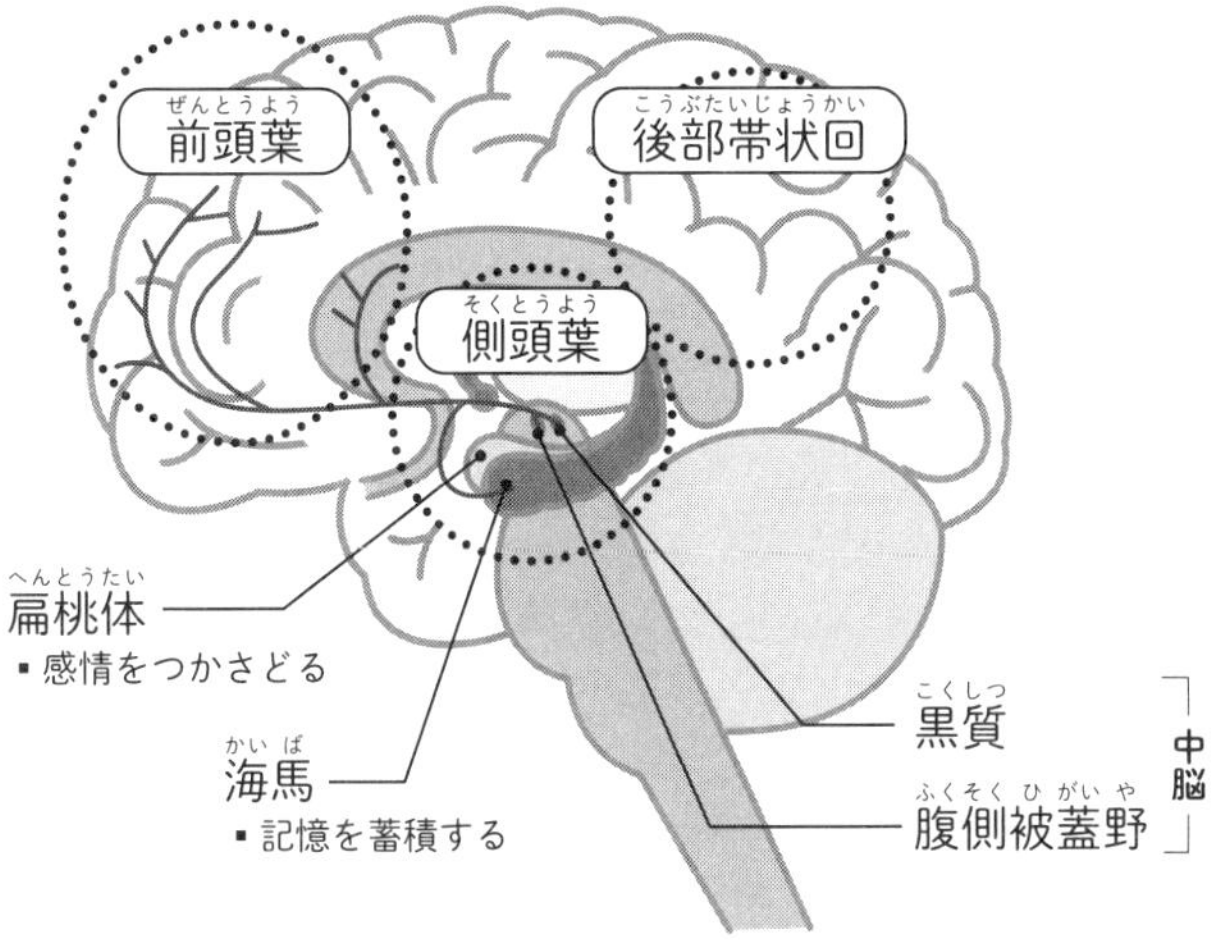

とくに私は、数学から歴史へ、英語から物理へというように、勉強する科目を切り換えるときに活用していました。今も、仕事の内容を別のことに切り換えるときに、昔のことを思い出しています。

脳医学的にいうと、ストレスがかかることで記憶をつかさどる脳の海馬《かいば》の神経新生（神経細胞が分化して増えること）が低下して、記憶力が落ちることが知られています。つまり、ストレスがかかった状態のままでは、いくら勉強しても記憶力が低下して、覚えるべきことが頭に入ってこないのです。

長時間、休まずに仕事を続けていると、だんだん能率が下がっていくのも同じような理屈だと考えられます。

そんなとき、「懐かしさ」の感情を利用してストレスを下げることができれば、気分転換ができて物事が頭に入りやすくなるわけです。

世の中には、記憶術をうたった本をよく見かけます。もちろん、そうした記憶のツールを否定する気は毛頭ありませんが、それ以前の段階として自分自身の感情やメンタルを整えることが先決だと私は思っています。いくら記憶術のテクニックを知っていても、ストレスがたまっていて脳の状態が低下していれば、思うように覚えることはできないのです。まずは、自分を整えるというのが本質ではないでしょうか。

もちろん、ストレス解消の方法としては、ほかにも運動、食事、買い物、旅行などがあります。どんな方法で解消してもいいのですが、なかでも昔を懐かしむという行為は、お金もかからずにその場で誰でも手軽にできるというのが最大のメリットです。

ストレスがかかって海馬の機能が落ちると、記憶力が低下するだけではありません。海馬の前に位置する扁桃体《へんとうたい》という器官の機能も落ちてしまいます。扁桃体は私たちの感情をつかさどる重要な器官です。

つまり、ストレスがたまると、記憶力が落ちるうえに感情が平坦化して、喜怒哀楽を表現する力が弱ってしまうわけです。これは、とくに高齢者にとって重大な問題であり、感情の起伏がなくなり認知症のリスクが高まってしまうので要注意です。

効果④　幸福感が得られる

美しい風景を目にしたとき、おいしいものを食べたとき、かわいいペットを抱きしめたとき、私たちは「ああ、幸せ！」と感じます。

このように、自分自身が幸せだと感じる状態を、「主観的幸福感」と呼びます。私が昔を振り返って感じるのも、そうした幸福感です。

心理学では、「客観的幸福感」と「主観的幸福感」という区別があり、客観的幸福感というのは脳波や神経の状態などの生理学的な指標によって幸福度をとらえるものをいいます。それに対して、この主観的幸福感は文字通り、自分自身が「私は幸せだ！」と自ら感じている状態をさしています。

脳医学では、この主観的幸福感が高いほど、ストレスが解消されて脳が元気になるということを裏づける研究が数多く報告されています。

そうした研究の１つ、２０１９年、京都大学の佐藤弥《わたる》特定准教授と河内山《こうちやま》隆紀《たかのり》研究員らのチームによる調査では、成人51人の幸福度を質問用紙に記入してもらい、全員に対して脳の血流をｆＭＲＩ（機能的磁気共鳴画像法）という装置で計測しました。

その結果、主観的幸福感が高いと感じている人ほど、ネガティブな状態のときに活発になる脳の領域が、あまり働いていないことがわかりました。同時に、ネガティブな状態のときに働く脳の領域と、感情の処理をする領域の結びつきが強いこともわかりました。

これは、主観的幸福感が高い人ほど、ネガティブな感情をコントロールする力が高いことを示しています。主観的幸福感が高いほど、面倒なことやつらいことが身にふりかかっても、それを乗り越える力を持ち、脳を元気にしていくことができるのです。

脳内のドーパミンも増える

なぜ、「懐かしさ」を感じると、脳や体が元気になるのでしょうか。それには、神経伝達物質であるドーパミンが深くかかわっています。

ドーパミンは私たちに快感をもたらす物質で、脳幹《のうかん》の中脳《ちゅうのう》にあるドーパミン神経から分泌されます。ドーパミン神経は、いわば私たちの意欲の源といってもよいでしょう。

ドーパミンは脳だけでなく運動機能にも影響を及ぼし、パーキンソン病患者はドーパミンが大幅に不足していることが知られています。また、高齢になるとドーパミンが不足しがちになっていきます。

このドーパミン神経が活性化されるきっかけになるのは、心理学でいう「報酬」です。ここでいう報酬は、お金に限りません。出世すること、成績がアップすること、試合に勝つこと、ほめられることなど、さまざまな夢や希望を含みます。

さて、興味深いことに、私たちが「懐かしさ」を感じると、中脳の黒質《こくしつ》や腹側《ふくそく》被蓋《ひがい》野《や》という場所が活性化することが研究によってわかってきました。しかも、どちらも「報酬」に関係している領域なのです。

つまり、私たちは「懐かしい」と感じることで、心理学的な「報酬」を得ることができ、ドーパミン神経が活性化されて、ドーパミンが脳内に分泌されるのです。

そして、ドーパミンは快感をもたらすことに加え、運動機能にもいい影響を与えるために、私たちは「懐かしい」と感じることで、気分がよくなってストレスが解消され、元気になるわけです。

「懐かしさ」が目芽える2つのポイント

そもそも私たちは、何かを見たり聞いたりしたときに、なぜ「懐かしい」と感じるのでしょうか。懐かしいという感情が湧いてくるメカニズムを考えてみましょう。

結論からいうと、何かを「懐かしい」と感じるには、「ある物事に親しみを感じること」と「しばらくその物事から遠ざかること」という2つのポイントが必要になります。

「ある物事に親しみを感じること」の「ある物事」とは、流行歌、学校の校舎、お菓子、マンガ、友人などなど、ものでも人でも何でも構いません。とくに、人間は頻繁《ひんぱん》に接触すればするほど親しみを感じて、好きになっていくという傾向をもっています。

これを心理学で「単純接触効果」と呼んでいます。物事に何度も繰り返して触れることによって、その刺激に対する反応が脳内でスムーズに処理されるようになり、それが心地よさを生み、やがては好意に発展していくのが理由とされています。

流行歌を例にとってみましょう。テレビから流れてきた歌に対して、最初から「この歌はいい！」と感じることはそれほど多くないと思います。むしろ、毎日毎日テレビや街角から流れてくるのを頻繁に耳にするうちに、なんだか親しみが湧いてきて好きになるというケースが多いのではないでしょうか。それが単純接触効果です。

そうした物事に対して「熟知性」をもっていれば、さらに親しみが増します。歌手や作詞作曲者を知っていたり、歌詞に出てくる場所が自分の知っているところであれば、ますます好きになる可能性が高まるはずです。音楽だけでなく、食べ物や風景や建物であっても、これは同じことです。

さて、「懐かしさ」を感じるには、「しばらくその物事から遠ざかること」が必要だといいました。つまり、そうして親しんだものから離れる、10年、20年という「空白期間」が必要となるのです。

当たり前のことですが、ずっと接触したままでは「懐かしい」という感情は湧いてきません。まったく接触がない空白期間を経て、久しぶりにその歌を聞いたときに、「懐かしい」という感情が湧き起こってくるのです。

記憶をきっかけにして、過去の自分とつながる

そして、ここが重要な点なのですが、「懐かしさ」を感じるときは、単にその歌に対して「ああ、昔はこの歌をよく聞いていたなあ」と感じるだけにはとどまりません。

同時に、その歌をよく聞いていた当時の自分のこと、家族や友人のこと、出来事、周囲の環境なども思い出されてきます。それが、「懐かしさ」という感情の大切なところであり、それがあるからこそ、脳に対してポジティブな効果がもたらされるのです。

例えば、私は今『ドラえもん』のマンガやアニメが懐かしくてたまらず、最近になって買い直したコミックスを読み返すことがあります。

もちろん話の内容はおもしろいのですが、さすがに子どものころのような、登場人物に自分を投影するような読み方をするわけではありません。

では、なぜ読むのかというと、幼いころに『ドラえもん』を読んだときの自分を思い出し、当時の家を思い出し、友人を思い出すのが楽しいからです。

「あのころ、学校にはあんな友だちがいたっけ」「本を持って祖父母の家に遊びに行ったなあ」「兄とこんな話をした」という個人的な思い出が湧いてきて、いい気持ちになるわけです。

これが「懐かしさ」の正体といってよいでしょう。

中年になった私は、『ドラえもん』のストーリー自体に夢中になるのではなく、『ドラえもん』を手がかりにして、当時の自分を取り巻く状況を思い出したくてコミックスを手にしているのです。

「はじめてなのに懐かしい」理由

「懐かしい」という感情は、もちろん個人的なものです。

自分自身が幼いときや若いときに見たり聞いたりしたものに、空白の時間をおいて再び触れたときに湧き起こる感情ですから、人によって差があるのは当然です。同じ風景を見ても懐かしく感じる人もいるでしょうし、そうでないと思う人もいるはずです。

ところが、以前テレビＣＭでこんなフレーズを聞いて、ちょっと不思議に感じたことがあります。

それは、「はじめてなのに懐かしい」というフレーズでした。

これは、よく考えてみると奇妙ではありませんか。かつて親しみを感じていたものに再会したから「懐かしい」と感じるのであって、はじめて見た風景やはじめて会った人を「懐かしい」と感じるのは、理屈の上からいえば矛盾しています。

そのＣＭに登場したのは昔ながらの町並みでした。そして、確かに私にとってはじめて見た風景だったのですが、確かに懐かしいのです！

いったい、どういうことなのでしょうか。

実は、何かを懐かしいと思う感情には、「個人的ノスタルジア」（個人的な懐かしさ）と「歴史的ノスタルジア」（歴史的な懐かしさ）の2種類があるのです。

「個人的ノスタルジア」というのは、文字通り、個人個人が感じるそれぞれの懐かしさです。それに対して、個人的ではない「歴史的ノスタルジア」とは、例えば、昔ながらの町並みや、レトロな車や電車などを見て懐かしく思う感情です。

個人的にその町に行ったことや、そうした車両を見たことがなくても、「昔を思い出して懐かしい」と感じるのが「歴史的ノスタルジア」の特徴です。

２００５年に公開されて大ヒットした映画『ＡＬＷＡＹＳ 三丁目の夕日』は、まさに「歴史的ノスタルジア」満載の映画だったといってよいでしょう。

この映画の舞台となったのは、昭和30年代の東京です。もちろん、そのときに生まれていて、似たような町に住んでいた人にとっては、「個人的ノスタルジア」をもって映画を見たことでしょう。

しかし、その当時生まれていない人も含めて「懐かしい」と感じたのは、「歴史的ノスタルジア」のなせるわざです。いってみれば、集団が共有している懐かしさの感情といってもいいかもしれません。

なぜ、見たこともないものに懐かしさを感じるのかについては、いろいろな意見があります。1つには、知識として、「この商店街は昭和30年代の風景」「これは何十年も前にあったレトロなもの」といったことが頭に入っているので、あたかも自分で体験したように思ってしまうのでしょう。

もう1つには、例えば、見たこともない写真であっても、そのなかに自分がかつて目にしたことのある古い車、看板、ゴミ箱、消火栓などが写っているために、懐かしいと思うのかもしれません。

つまり、自分が過去に見聞きしたものと共通するものがあったときに、「はじめてなのに懐かしい」と思えるのでしょう。それが証拠に、江戸時代の風景画や幕末の町並みの写真を見ても、ほとんどの人は「古いなあ」とは思っても、「懐かしい」とは感じないでしょう。それは、自分が過去に見聞きしたものと、ほとんど共通していないからだと考えられます。

テレビCMにも「懐かしさ」のしかけがある

「歴史的ノスタルジア」は、多くの人が共通して感じるものです。例えば、縁日で売られている飲料のラムネを見ると、思わず「懐かしい！」と声をあげてしまう人はいるでしょう。

60代、70代以上の人は昔の駄菓子屋を思い出して懐かしがるでしょうし、20代、30代の人は知識として昔のものだと知っていたり、古めかしいデザインの緑色の瓶やスポンと玉を落として栓を開ける様子を見て、レトロだと思うのかもしれません。

今も、お祭りや旅先でラムネを見かけることがありますが、あのデザインは昔と変わっていません。変わっていないことが、商品の大きな価値だからです。もし、ラムネが缶入りになったら、どれだけの人が買うでしょうか？

正直なところ、これだけ多種多様な飲み物がある現代において、ラムネは特別においしいわけでもなく、珍しい味というわけでもありません。それでも買いたくなるのは、あの瓶に誰もが懐かしさを感じるからにほかなりません。ノスタルジアがビジネスになっている1つの例といってよいでしょう。

テレビＣＭでは、よく昔のアニメの登場人物が出てきますが、商品やサービスのターゲットの年代にうまく合わせているのがわかります。『鉄腕アトム』や『天才バカボン』の世代、『仮面ライダー』や『ガンダム』の世代、『ドラえもん』の世代、『ドラゴンボール』の世代など、ターゲットの世代の人々が懐かしいと感じる登場人物をうまく使っています。懐かしさをマーケティングに活用している典型的な例です。

このように、誰もが感じる懐かしさの感情をマーケティングに活かす方法は、「ノスタルジアマーケティング」と呼ばれています。

なぜ、鉄道車両の復刻はウケるのか

蒸気機関車の復活運転などは、まさに「ノスタルジアマーケティング」です。実際に走っている様子を知っている年配の方が「懐かしい」と思って乗ったり撮ったりするだけでなく、現役時代を知らない若い人たちや小さな子どもを連れたお母さんも、レトロ感あふれる蒸気機関車を楽しんでいます。

私は車も好きですが鉄道も好きなので、鉄道車両の色や形にも興味があります。最近では、ＪＲや各地の私鉄で、車体のカラーリングを昔の色に戻した復刻色の車両が運転されていて、人気を集めています。

地元で昔から鉄道になじんできた人たちにとって、懐かしい色の車両は、昔のことを思い出すよすがになるのだと思います。そんな昔の色に塗り替えた車両を撮ろうと、鉄道マニアとは思えないような若い女性まで、ホームでスマートフォンを構える姿が見られるのは興味深い光景です。

おもしろいのは東京の地下鉄銀座線です。ほかの路線の車両は、いかにも最新鋭車両というイメージのきりりとしたデザインで、車体もアルミやステンレスの銀色が光っています。ところが、銀座線の最新の車両である１０００系は正面のスタイルも古めかしく、アルミ製の車体を隠すようにわざわざ黄色のラッピングをしています。

よく聞いてみると、これは１９２７年（昭和２年）に東洋初の地下鉄として開業したときの車両をイメージしたものなのだそうです。さらに、一部の編成では、内装もわざわざ木を思わせる色を塗ったり、駅の手前で一時的に室内灯が消えて予備灯がつく昔の様子を再現したりという凝りようです。

大都会東京のまさに真ん中で、最先端の車両が懐かしさを売りにしているということからも、懐かしさマーケティングの威力はすごいものだと感じます。

記憶はこうして脳に保存されている

ここで、物事を記憶したり、思い出したりするための脳の働きについて、簡単に説明しましょう。

私たちは、体験したり見聞きしたりしたことを、すべて脳に保存するわけではありません。何から何まで覚えていたら、精神的に混乱して大変なことになってしまうでしょう。

そこで、脳内にある海馬という器官が、必要な情報だけを選んで記憶として脳のなかに残します。その記憶のしかたは独特です。まず短期的に保存するための領域へ保存して、その後に、そのなかから重要と判断した記憶だけ、長期的に保存する領域へ保存し直すのです。

このとき、短い期間だけ保存される記憶を「短期記憶」といい、長期的に保存される記憶を「長期記憶」といいます。短期記憶はまもなく消去されてしまいますが、長期記憶は何年も脳に保存されます。

例えば、家族の誕生日や友人の名前、言葉の意味、スポーツ、自動車や自転車の運転、楽器演奏のように体で覚えた記憶は、長期記憶として保存されます。また、子どものころに家族で行った旅行、運動会や学芸会など、学校での印象的な出来事も、長期記憶として保存されているのです。

もっとも、私たちが大切な思い出の品を机の奥深くにしまっておくように、長期記憶も普段は脳の奥にしまわれています。そして、何かのきっかけで引き出しを開けたときに、思い出の品が次から次へと出てくるのと同じように、長期記憶として保存されている思い出も、何かのきっかけで次から次へとよみがえってきます。

同窓会に出席して、同級生から何十年も前の話を聞き、「ああ、そんなことがあったっけ！」と思い出した経験はないでしょうか。何十年も前に長期記憶として保存されたことが、久しぶりによみがえった瞬間です。

本人とすれば、記憶したことすら忘れていることが、何かの手がかり（この場合は友人の言葉）で思い出されることがあるのです。いわば、無意識の世界に沈んでいた記憶が、1つのきっかけによって意識下に戻されたといっていいかもしれません。

カギを握るのは「記憶力」より「引き出す力」

思い出す力と記憶力は、あまり関係がありません。ですから、「自分は記憶力が悪いから、昔のことを懐かしがるのは下手かも」と心配する必要はありません。

かくいう私も、昔から記憶力が悪く、コンプレックスを抱いているほどです。学生時代から現在に至るまで、周囲の人とくらべて自分の記憶力が悪いと思ったことは何百回もありますが、いいと感じたことはただの一度もありません。ですから、私の勉強法というのは根気よく何度も繰り返すことが中心でした。

それはさておき、記憶力の善し悪しとは関係なく、誰でも昔を懐かしむことができるのは、昔の思い出が長期記憶に残されているからです。

どんな人でも、長期記憶のデータは脳のどこかにしまわれています。いわゆる「記憶力が悪い」という人は、長期記憶のデータを引き出すのが苦手なだけであり、記憶が残っていないわけではありません。

私たちが「記憶力」と思っているのは、実はそのほとんどは「引き出す力」なのです。引き出す力が優れている人の脳は、情報が整理整頓されて格納されており、何か1つの刺激があれば、それに対応するデータが即座に探し出せるという仕組みになっていると考えられます。

たとえていえば、引き出しのなかに雑然と書類が押し込められているのではなく、それぞれの引き出しに、「手紙」「契約書」「領収書類」などとシールを貼ってあるような状態です。そうすれば、それを手がかりとして、すぐに探せるようになります。

長期記憶も似たようなことで、同窓会での会話の内容がこのシールに当たります。同級生の話を手がかりにして、記憶が引き出しの奥から意識下に出てきたわけです。

もちろん、こうした能力は年齢に関係なく発揮することができます。

「もう自分はいい年だけど、脳を元気になんかできるのだろうか」と心配することはありません。

かつては、加齢によって脳の働きが鈍るのは当然だと思われてきましたが、鍛え方によって中高年でも高まる能力があることがわかってきたからです。

21世紀に入ると、学習のようないい刺激を脳に与えれば、大人でも神経細胞同士をつなぐ回路が密になったり効率的になったりすることで、能力が伸びるということがわかってきました。このように脳の体積や脳回路が変化することを、脳の「可塑性《かそせい》」（plasticity）と呼んでいます。

何かをはじめるにしても、手遅れということはありません。50歳、60歳はもちろん、80歳でも遅いということはまったくありません。年齢相応に脳の可塑性があり、脳を元気にすることができるからです。

ものは大切な手がかりになる

過去を懐かしむために大切なのは、無意識の記憶を意識下に戻すための「手がかり」です。

それがないと、記憶の底に沈んでいるような何十年も前のことは、思い出そう、思い出そうとしても、そう簡単に思い出して懐かしむことはできません。

昔を思い出す手がかりとして、先ほどは同級生のひと言を例にとりましたが、ほかにいくらでもあります。昔の写真、懐かしいお菓子、プラモデル、本、料理の味や香りなどなど、形のあるものでもないものでも、どんなものでも懐かしさの感情が湧くきっかけになりえます。

心理学では、そうしたきっかけになる物事を、「キュー」と読んでいます。キューとは、英語できっかけや手がかりという意味。私たちは、キューとなる何かに触れることで、それにかかわる出来事や人物などの記憶がよみがえってくるのです。

例えば、昔の写真を見たときに、そこに写っているものを思い出すだけではありません。そのころに住んでいた家、よく食べていたもの、よく遊んでいた人、好きだった子など、さまざまなことを思い出すきっかけとなるわけです。

さらにそこから、学校の給食のこと、友だちと秘密基地をつくったことなどが、まさに芋づる式に思い出されて、限りなくノスタルジアの世界が広がっていきます。

懐かしさを感じるためには、「空白期間」が必要だと書きました。そして20年、30年も前のことを思い出すためには、キューになるものが欠かせないのです。

回想におすすめのタイミング

懐かしさの感情で脳を元気にしたければ、ストレスがたまったと感じたらすぐ、懐かしさにひたることをおすすめします。

タイミングの1つとしては、前にも書いたように、受験勉強や仕事の合間の息抜きがいいでしょう。ですから、私は仕事が忙しくなればなるほど、無意識に1日に何度も昔を振り返っています。

キューになるものは、昔のアルバム、古い町並みの写真集、旅行のお土産など、私の周囲にいくらでもあります。今では、ネットで古い写真をいくらでも探し出すことができますから、ノスタルジアを活用しやすい時代になったと思います。

また、外出しているときのために、スマホやパソコンに昔の写真を入れておいて、気分転換にすぐに見られるようにするのもいいかもしれません。

私の知人は、パソコンに保存してある昔の写真が壁紙になるようにして、しかも一定時間ごとに写真が切り替わる設定にしているそうです。すると、思ってもみなかったときに意外な写真が現れて、懐かしくポジティブな気持ちになるといっていました。

私の場合は、もはや無意識のうちに振り返るようになっていますが、一般の方は意識してそうした時間をとったほうがいいかもしれません。とくに、寝る直前にスマホやパソコンを操作することは、睡眠障害の原因になるといわれています。だったら、就寝前の1時間はデジタル機器を閉じて、昔のアルバムや写真集を見たり、昔読んだ本をさっと読み返す時間にあててみてはいかがでしょうか。

「懐かしさ」を味わうヒントは「子ども」が教えてくれる

子育てをしていると、「あ、自分もこういうことがあったな」と感じる瞬間がしばしばあります。

そんなふうに子どもと一緒に過ごしていると、自然と過去を振り返る機会が多くなります。子育て自体は大変なことも多いのですが、自分の過去を振り返って懐かしさを味わえるチャンスが増えるという点では、大きなメリットがあると思います。

子育てというのは、自分が心を動かされたことを、そのまま同じように子どもにも体験してほしいと思うものです。自分が見て感動した風景を子どもにも見せたいと思いますし、自分が読んでためになった本は子どもにも読んでもらいたいと思います。実際に、私は親から買ってもらった本を、子どもに買い与えています。

そう考えると、子育てというのは親にとって懐かしさのきっかけにあふれています。子どもの入学式に出ると自分の入学式を思い出し、子どもの学芸会を見ると自分の学芸会を思い出したりと、そんなことの連続です。いわば、子育てをしながら、自分の人生を追体験しているようなものでしょう。

子どもの運動会に出ることで、「そういえば、お母さんがおにぎりをつくって応援に来てくれたっけ。おかずにはいつも唐揚げが入っていておいしかったなあ」といったことを思い出すものです。

確かに、子育て自体は大変なことです。ストレスがたまることもあるでしょう。でも、目の前の大変なことに追われてイライラするばかりではなく、子どもの姿に自分の昔を重ね合わせて回想をしてみるといいと思います。懐かしさがこみ上げて幸せな気分になることでしょう。

私が家族とともに過ごした究極の懐かしさは、母と一緒に行ったデパートの食堂で食べたお子様ランチです。それを思い出すたびに、胸がしめつけられるほどの懐かしさを感じて、これ以上ないほどの幸福感に包まれます。

すると、たとえ仕事で大変なことがあっても、不安なことがあっても、一瞬で心が穏やかになります。そうして、改めてまた難問に挑む元気と勇気が湧いてきます。

子どもと過ごしていると、そうした懐かしさに触れる機会が多いのです。過去を振り返るヒントは、子どもが持っています。

思い出は3割増しになる

新型コロナウイルスの影響で、ステイホームが叫ばれました。人とのコミュニケーションが制限され、高齢者の認知症が増えているといわれています。高齢者でなくても、ストレスが蓄積して心身の健康を害する人が少なくありません。

でも、過去を振り返ることならば、自分１人だけでできます。このようなときこそ、懐かしさの感情で脳を活性化し、心身の健康に役立ててほしいと思います。

大きなストレスがかかっていると、人間はなかなか前を向いて新しいことをする気になれないものです。おそらく、無意識のうちに昔のことを振り返っている時間が多かったのではないでしょうか。

「いやいや、昔のことばかり考えてはいけない。前を向かなくちゃいけないのではないか」

そう思った人がいるかもしれませんが、そうではありません。それはただ、脳が求めることをしていたのです。昔を振り返ることでストレスを解消し、幸福感を味わっていたのです。そして、それが結果的に未来に向けた力になっていたわけです。

なかには、「過去を振り返りたくても、昔はいいことが全然なかった」という人がいるかもしれません。

しかし、ここが「懐かしさ」のおもしろいところで、空白期間を経ることで基本的に記憶が美化されるという傾向があります。当時はネガティブだったことがらが、時間を経ることでポジティブなものになっていくのです。「今となっては笑い話ですが」という言葉が、それを象徴しているでしょう。

例えば、海外旅行で財布をすられたとか、親の会社の景気が悪くなって一気に生活が苦しくなったといった出来事は、その当時は落ち込んでしまって、どうしようもないほどネガティブなことだったでしょう。

それでも、何十年も経ってみると、「あのとき対応してくれた警察官がやさしかった」「当時は毎日味噌汁の具が大根だった」といった、まさに懐かしい話になることもよくあります。ネガティブな出来事自体よりも、そこで出会った人の情や頑張って困難を乗り越えたことのほうが、いきいきとよみがえってくるわけです。

「思い出は3割増しになる」。つまり、昔のことはポジティブな部分がふくらんで懐かしく思い出されるというのが、私の印象です。

「回想脳ワーク」でさらに効果がアップ！

ここまで、過去を振り返ること、つまり「回想」が脳に与えるさまざまな効果についてお話ししてきました。過去を積極的に振り返る「回想脳」をつくることが、脳を健康にするカギを握っているのです。

「回想脳」をつくるには、きっかけとなるキューが大事になってきます。では、具体的にどんなことをキューにするのがいいのでしょうか。

これまでもいくつか具体的に挙げてきましたが、脳の活性化という観点から、私は次の3つのポイントを挙げたいと思います。

1. 知的好奇心
2. 運動
3. コミュニケーション

実は、この3つのポイントは、脳の健康維持、さらには認知症の予防や進行を抑える効果があるとされる要素です。

アルツハイマー型認知症では、早い人では50歳前後からアミロイドβ《ベータ》という物質が少しずつ脳内に蓄積し、それが一定レベルを超えると認知症を発症するというメカニズムが知られています。

しかし、アミロイドβがある程度たまっても、こうした知的好奇心、運動、コミュニケーションを意識することで脳が活性化され、発症を予防したり遅らせたりできるということも最近になってわかってきました。

この3つのポイントで脳が活性化されるのは、高齢者に限ったことではありません。20代、30代の人にも、中年の人にも、認知症の予防にとどまらず、広く脳を元気に保つために心がけてほしいことがらなのです。

私は、これまでの自分自身の体験や、脳医学者として研究してきたことを総合して、この3つのポイントと回想を結びつけるとよいのではないかと考えました。そうして編み出されたのが「回想脳ワーク」です。

もちろん、ただ昔を懐かしむだけでも効果はあるのですが、さらにこの3つのポイントのどれかを組み合わせることで効果をアップしようというわけです。

懐かしさの効果を、高齢者向けに限定するのは非常にもったいないことだと私は思います。回想の脳への効果は、高齢者だけでなく、すべての年代の人に認められています。

学生やビジネスパーソンはストレス解消に、そして脳の老化が気になりはじめる40代あたりからは、将来の認知症リスクを減らすためにも、積極的に過去を振り返ってみませんか。

3つのポイントと回想をどう組み合わせて日常生活に取り入れていけばよいか、「回想脳ワーク」の具体的な方法は2章以降で説明していきましょう。

コラム

なぜ、定番のお菓子のパッケージは変わらないのか

1章では、懐かしさをビジネスにつなげる「ノスタルジアマーケティング」を紹介しましたが、それがもっとも活用されているのは食品の世界です。そのことは、お菓子やインスタントラーメンなどのパッケージを見るとよくわかります。

例えば、昔から売られているチョコレートやスナック菓子などは、ほとんどパッケージが変わっていないことがわかります。変えたとしてもほんの一部であり、色や全体のイメージを大きく変えることはまずありません。

「おふくろの味」「ふるさとの味」という言葉があるように、食品には「懐かしさ」がなじむように見えます。それからもう1つ、口に入るものに対して、私たちは新規のものを受け入れにくいという傾向があります。見たこともないものは毒があるかもしれないという太古からの記憶で、今も食べ物の外観に対して保守的になっているのかもしれません。

薬もまた同様です。胃腸薬も風邪薬も、昔からある薬は決まってパッケージを大きく変えていません。これもやはり、消費者に安心感を与えるためでしょう。

食品や薬のパッケージは、「回想脳」をつくるキューの宝庫なのです。

2章

脳を喜ばせる「頭」の使い方

「記憶」×「知的好奇心」

知的好奇心が若々しい脳と体をつくる

久しぶりに同窓会で会ったクラスメートを見ていると、いつまでも若々しい人もいれば、ずいぶん老け込んだなと感じる人もいます。そうした違いをもたらす原因の1つに、知的好奇心があると私は思っています。

知的好奇心があり、何事にも興味をもって取り組んだり観察したりする人は、いつまでも若い脳を保つことができます。しかし、周囲の物事に関心をもつことの少ない人は、だんだん感情の起伏も減ってきて、年齢以上に老けてしまうのです。

そのことは、過去を振り返るときにも当てはまります。

例えば、昔住んでいた家の写真を見たときに、最初は「なんだ昔の家か」と感じるだけかもしれません。しかし、細部までよく観察したり思い出すと、その1つひとつが手がかりやきっかけとなるキューになって、懐かしさをたっぷりと感じることができるのです。

昔を思い出すキューの数が多ければその分だけ、長期記憶として保存されている記憶を意識下に呼び戻す機会が増えます。つまり、たくさんのキューを持つことができれば、それだけ懐かしさの感情が脳を刺激するチャンスが増えて「回想脳」になっていき、どんどん脳を元気にしていくことができるわけです。

そして、脳が元気になれば、さらに知的好奇心が湧いてくるという好循環になり、ますます脳が若返っていきます。

この章では、知的好奇心によって懐かしさの感情が湧き起こり、脳を若々しくしていく方法を紹介していきましょう。

家

住んでいた家を振り返る

昔を思い出すキューとして最適なのが「家」です。家は、誰もが持っている恰好《かっこう》の振り返りアイテムです。

多くの人は、一度や二度は引っ越しの経験があることでしょう。生まれてからずっと同じ家に住んでいるという人は少数派だと思います。たとえ同じ家に住んでいたとしても、リフォームをしていれば昔の面影はなくなっています。古くからの旧家であっても、家具や調度は変わっているでしょうし、何よりも住んでいる人が変わっているはずです。

懐かしさを感じるメカニズムとして、1章では「ある物事に親しみを感じること」（単純接触効果）と「しばらくその物事から遠ざかること」（空白期間）の2つが必要だと書きました。自分がかつて住んでいた家というのは、この条件にぴったりと当てはまるので、「回想脳ワーク」に使うアイテムとして最適なのです。

もっとも、そんな理屈をいうまでもなく、自分が生まれ育った家を懐かしく思い出さない人はいないと思います。

「玄関を開けると、右側に応接間があって、奥に階段があったっけ」

「よく近所のおじさんが訪ねてきて、縁側で祖父母と話をしていたな」

こんな感じで、いくらでも思い出があふれてくるに違いありません。

私自身は、生まれたときから高校を卒業するまで住んでいた旭川の家をよく思い出します。2000年を過ぎたころに取り壊されましたが、その直前に隅から隅までビデオと写真を撮りました。何もかも記録しておきたいと思ったからです。その家には、押し入れの取っ手から玄関の靴箱まで、あらゆる場所に思い出が詰まっていたといっても過言ではありません。

今でも、その記録をときどき見ては、懐かしんでいます。すると、家の映像や画像に感じる懐かしさは、そのまま家族との懐かしい思い出につながっていきます。

幼いころ、日曜の朝早く起きると、親の横に行ってまた寝ていたこと。起きると、テレビでやっていた『ドラえもん』を観ていたことなどが、次々に頭に浮かんできます。両親のもとで、何の心配もなく幸せに暮らしていた時代です。

仕事に追われ、人間関係に苦労しているときこそ、昔の家のことを懐かしく思い出すことをおすすめします。

昔住んでいた家の間取りを描いてみる

昔住んでいた家は、いくらなじみが深いとはいっても、10年、20年と経つうちに、だんだん記憶から遠ざかっていきます。細部については、あやふやなところも出てくると思います。

私のようにビデオと写真で記録しまくったという人も少ないでしょうから、限られた写真から当時を思い出すというのが限界かもしれません。そもそも、私だって家のすべてを記録できたわけではなく、亡くなった祖父母との交流のように、形にならない思い出は残しようがありません。

そんなときに、おすすめしたい「回想脳ワーク」を紹介しましょう。

お正月やお盆で実家に家族が揃《そろ》ったときに、みんなで昔の家の話をするのです。1人だけではあやふやな部屋や家具の配置も、みんなでああだこうだと話しているうちに、はっきりしたことがわかってくることでしょう。

しかも、みんなで同時に昔を懐かしむことで、みんなが同時に幸福になるのです。家族のコミュニケーションとして、これほど効果的なことはありません。

話しているだけではまた忘れてしまうので、できれば家の見取り図を描いてみるといいでしょう。

実は、そうしたコーナーが雑誌にありました。『週刊文春』の「家の履歴書」という連載で、そこでは著名人が自分のこれまでの人生を語るのですが、同時に昔その人が住んでいた家のレイアウトをイラストレーターが描き起こしてくれるのです。これは最高のノスタルジアではありませんか。

そうしたプロのような精密な絵は無理だとしても、間取りと家具の位置ぐらいは誰でも描けると思います。1人で描いてもいいですし、家族とともに仕上げていくのもいいでしょう。まさに知的好奇心を揺さぶるやり方だと思います。

脳の奥深くにしまい込まれた情報を、かすかな手がかりをもとに少しずつ解明していく作業は、脳の活性化にも適しています。

建物の一部に昔の名残をとどめる理由

ところで、家の新築や町の再開発の際に、何もかも壊して昔の面影がまったくなくなってしまうのは、なんとなく居心地が悪く感じるものです。

私たちは、家や町を新しくする場合でも、どこかに昔を振り返るよすがを残したがるのでしょう。

そのためか、建物を建て直すとき、その建物の一部をうまく取り入れることがよく見られます。有名なところでは、東京駅前の丸ビルや新丸ビル、旧東京中央郵便局のＪＰタワー（ＫＩＴＴＥ丸の内）などは、下層階を古い建物の形のままで建て直して、そのうえに高層ビルを建てています。

そのために、東京駅を降りて丸の内駅前広場を見わたすと、一見昔の雰囲気が残されているように感じられて、懐かしさを覚えるのです。

東京・青山の同潤会アパートは、ほとんどが取り壊されて新しくなりましたが、表参道駅側の一角だけが昔のままの外観で再現されて、店舗として使われています。こんな風景を見ても、やはり懐かしく感じます。

このように、本体は姿を消してしまっても、昔の建物を偲《しの》ぶ一角をうまく取り入れてリノベーションをするというのは、昔を振り返ることの大切さを設計者が理解しているからでしょう。

ある小学校では、新築したときに、昔の校舎の一部を、新しい学校の正面にシンボルとして組み込んでいました。単に、昔のものを残すというだけにとどまらず、昔と今がつながっているという意識が残ることで、土地や学校に親しみを覚え、未来を生きていく力になるのではないかと思います。

私の仙台の家を建てるときは、愛知県にあった妻の本家から２００年近く前に使っていたタイルの一部を持ってきて、壁に埋め込んでいます。これは、妻が昔を懐かしむためのいいキューになっていると思います。

自動車

思い出の車に乗ることの効果

車は家と似ています。第一に、限られた空間のなかで一定の時間を過ごし、それが毎日毎日積み重なっていくという点で、単純接触効果があります。

しかも、何十年も同じ車に乗り続けているということは、よほどのマニアを除けばありません。空白期間も存在していることから、懐かしさの感情が生まれる条件が揃っています。

まさに、車は小さな家のような存在であり、家と同じように「回想脳ワーク」に使うアイテムとして打ってつけの存在といってよいでしょう。

実は、私はマニアといってよいほどの大の車好きです。私にとっての車は、懐かしさの塊《かたまり》です。少し前に買った中古車なのですが、これは私が若かったときの思い出のある車と車種も年式も同じで、ボディの色はもちろん、内装やグレードも同じものなのです。

前の車には１９９０年代後半ごろから乗りはじめ、20代から30代にかけて、卒業、結婚、就職など、私の人生の転機に常にそばにあったのです。そうした思い出が詰まった車なのですが、古くなってからは故障が続き、次の車に乗り換えるときに、あっさりと売ってしまいました。

しかし、最近になって無性にその車が懐かしくなり、どんなことをしてもまた手に入れたいと思うようになったのです。そして、中古車販売店やネットで探しに探して、数年かけて今の車を見つけたという次第です。

色も形も内装も、ほぼ20年前に乗っていた車そのもので、車庫にとまっている姿を見たとき、ドアを開けて乗り込むとき、メーターを見たとき、ハンドルを握ったとき、ギアをチェンジしたとき……、何かをするたびに、それにひもづいた昔のエピソードが浮かんできます。

「学生のときに、毎日のようにこの車でスキーに行ったよなあ」

「この車に乗って、妻とはじめてドライブに行ったときは少し緊張したな」

そんな思い出が次々によみがえってきて、幸せな気持ちで運転ができます。

今の車は、30年落ちの中古車でしたから安く手に入れることができたのですが、私にとってはまさにプライスレスの価値ある車になりました。

一方、実家のある北海道には、40年前の古い大きなアメリカ製の車があります。いわゆるフルサイズのアメ車セダンというやつです。この車は、憧憬というのか、見るたびに甘く懐かしい気持ちになります。

ちょうど私が小学生のころ、まだ国産車のサイズが全体に小さかったなかで、フルサイズのアメ車はまるで大洋を泳ぐクジラのように、周囲を圧倒する大きさで優雅に町を流していました。その姿を見かけるたびに、子どもの私は感嘆し憧れを抱いたものです。

美しく伸びやかな直線基調のデザインはもちろんのこと、子どものころに、この車が走っているのを見るたびに感じた、心を揺さぶられる体験を再びしたくて、20年前に探しに探して購入しました。

今でも車庫に大切に保管していますが、見るたび、そして乗るたびに、40年前の懐かしい町並みや小学校の同級生の顔がよみがえってきて、言葉にできないほどの懐かしさ、幸せを感じます。

本

実物がなくても「懐かし本」で回想

昔を思い出すキューは、実物が目の前になくても構いません。

私は懐かしむためにわざわざ中古車を探して買ってしまいましたが、たとえ本物の車を買わなくても、同じ型の車が載っている本を見れば、それだけでもいろいろな思い出がよみがえってくることでしょう。

最近では、ノスタルジアマーケティングが本の世界にも広がっているのか、昔の懐かしいアイテムを多数の写真で紹介している、いわゆる「懐かし本」というのもよく店頭で見かけます。

例えば「日本懐かし大全」シリーズ（辰巳出版）は、その代表的なものでしょう。玩具、遊園地、文房具、ソノシート、即席めんから、自販機、オカルトまで、私の世代が懐かしく感じるものを、それぞれテーマごとに丸々1冊分取り上げています。

子どものときにさんざん楽しんだテレビゲームやアーケードゲームは、今になって実物を見ることは難しいのですが、この本でゲームの画面を見るだけで、「親にこれを買ってもらうために、いろいろな手伝いをしたっけ」「時間を忘れて遊んだな」ということを思い出します。

さらにいえば、自分が子どものときに直接見聞きしたもの以外でも、そこに書かれたエピソードを読んでいくことで歴史的ノスタルジアを感じることができるようになるでしょう。漫然と見ているだけでもいいのですが、知的好奇心を持って読み進めていくと、懐かしさを感じる範囲が広がり、「回想脳」がつくられていきます。

子どものころに読んでいた本や図鑑を買ってまた読むのもおすすめです。

コロナ禍では、ステイホームを余儀なくされたことで、家で本を読む人が増えたといいます。もちろん、新しい本を読んだ人も多いでしょうが、1章で書いたようにストレスがかかった状態では、なかなか新しい分野のことに興味がもてなくなってしまいます。

気楽に読める本か、あるいはなじみのある分野の本を読んだという人が多いのではないでしょうか。私も、昔読んで手元にない本を、ネットオークションでずいぶん買いました。

というのも、懐かしい本や雑誌というのは、書店はもちろん古書店に行ってもなかなか見つからないからです。

本当に、本との出会いは一期一会です。最近では本の流通のサイクルが早くなっているようで、すぐに絶版になるイメージがあります。「また今度来たときに買えばいいや」と思っていると、二度と見つからないこともよくあります。

思い立ったときに買わずに後悔したことがどれだけあったことか。でも、最近ではネットの発達で、ずいぶんそうした体験も少なくなりました。家にいながらにして検索して買えるようになったのですから、昔からくらべると天国です。

思い出の本を「大人買い」しよう

本を捨てて後悔したこともまた、数えきれないほどあります。

その代表は学研の図鑑です。私が子どもだった１９７０年代の学研の図鑑は、自分が育った時代の大事な本であり、まさに座右の書でした。とくに好きだった分野の図鑑は、１ページ１ページが記憶に残っているほどです。

ところが、高校生くらいになると、ほとんど読むこともなくなり、いつしか親に捨てられてしまったのです。そのときは別になんとも思いませんでしたが、今となってみると惜しくてたまりません。

同じものを買い戻そうとネットで探してみたのですが、状態のいい本にはとんでもない高い値段がついていました。同じようなことを考える人がたくさんいるので、値段がつり上がってしまうのでしょう。これも、一種のノスタルジアマーケティングかもしれません。

捨てたことをさんざん後悔しましたが、それでも大枚をはたいて、子ども時代に親しんだ『機関車・電車』や『客車・貨車』の巻を買うことができました。

マンガのコミックスになると、長い間連載されていたものは何十巻にもなるために、子どものお小遣いでは買い切れなくなったこともしばしばでした。そのうちに全巻揃えようと思っていたものの、いつしか熱が冷めてしまい、結局全巻揃わずに終わってしまったという人も多いでしょう。

そんな人におすすめなのが、いわゆる「大人買い」です。子どものころにお金がなくて我慢していたものを、一度にどっさり買うのは快感です。

実は、私が「大人買い」という言葉を知ったのは比較的最近のことで、「なるほどな。

これこそ大人の特権だ」とやけに納得したものです。言葉を知ったのが先で、それがもとで大人買いをしてみたというのが実際の順序でした。

最近の大人買いは、四輪駆動車の雑誌を5年分ほど一気にネットで買ったことです。私のような車好き以外には、どうということのない四駆の雑誌なのですが、若いころはよく本屋で立ち読みしていたものです。小さい数百円の本でしたし、立ち読みで済ませばいいやと思っているうちに、バックナンバーも含めてどの古書店からも姿を消してしまい、ひどく後悔をしたものです。

今では、やっと手に入れたその雑誌が机のまわりに置かれています。仕事の合間に、適当な号を手にしてページをめくっていくと、四駆にあこがれていた時代のこと、そして四駆の雑誌を立ち読みしていた本屋のことなど、いろいろなことを思い出します。

自伝小説で「懐かしさ」を味わう

本のなかには、回想そのものが文章で描かれている作品があります。

それが自伝小説です。自伝小説は、まさに個人的ノスタルジアの塊といってもよいでしょう。

世の中には数多くの自伝小説がありますが、私が読んだもののなかでは、井上靖の『しろばんば』『夏草冬濤《なつくさふゆなみ》』、北杜夫の『木精《こだま》』、渡辺淳一の『白夜』などは、とくに素晴らしい作品だと思います。

なかでも私が心を奪われるのが、北杜夫の半自伝的小説である『幽霊』です。

「──或る幼年と青春の物語──」という副題があることからもわかるように、北杜夫の幼年時代や青春時代の出来事や思い出が描かれており、なかでも幼年時代を描いた第一章は、すべてが感動的といっても過言ではありません。

「人はなぜ追憶を語るのだろうか。」という一文ではじまり、「蚕はどんな気持がするのだろうか。」までの冒頭の一節はとくに心に響きます。

続いて、幼年時代に過ごした家の細部が描かれ、そこで交わした母親との会話、父親とのやりとり、ささいな出来事が、部屋の様子と渾然一体《こんぜんいったい》となって主人公の脳裏に浮かんできます。

それは、私たちが成長するにつれて普段はすっかり忘れていても、ふとしたきっかけで記憶に上ってくる遠く懐かしい幼い日の思い出であり、それが現実とも夢ともつかない、はかない形でよみがえってくるさまを、北杜夫はこのうえなく美しく描写しています。

私は、この作品を読むたびに、幼年時代に過ごした旭川の家を思い出し、そのときの家族の姿だけでなく家の匂いまでもがよみがえってくるような気分となり、しばらく思いにふけったりします。

自伝小説に描かれているのは、作家自身が感じた思い出や懐かしさですが、必ずどこかで読者の体験や思い出と重なってきます。たとえ体験の形は違っていても、作者が感じた懐かしさを読み取ることで、自分に重ね合わせていくわけです。

つまり、作者の個人的ノスタルジアが、小説という形で歴史的ノスタルジアの様相を見せ、それをまた読者が個人的ノスタルジアとして感じるのかもしれません。

自伝小説を読むことは、記憶の底に沈んでいるかけがえのない思い出を、日の光のもとに引き出してくる大きなきっかけとなることでしょう。

昆虫採集

子ども時代に夢中になったこと

ＮＨＫ Ｅテレで放映されている『昆虫すごいぜ！』という番組が人気です。日本国内どころか、世界中を回って〝すごい〟昆虫を探しにいく番組ですが、なんといっても見ものなのは、俳優で歌舞伎役者でもある香川照之さんです。全身にカマキリの着ぐるみを着て、カマキリ先生としてうんちくを傾けるだけでなく、草むらで何時間もかけてバッタを採ったり、中南米のジャングルで美しいモルフォチョウを探しに行ったりします。

しかも、目的の昆虫が採れれば大喜びをして、逃がしたりすると子どものように悔しがるのです。

俳優としてそれなりの地位を築いた人が、童心に返って虫や小動物を追っている姿を見ていると、誰もが微笑んでしまいます。ご本人も、昔を懐かしく思い出して、幸せな時間を過ごしているのではないかと想像されます。これこそ、最高の「回想脳ワーク」だと思います。

テレビで観ている人も、「自分も子どものころはこうだった。あんなことをしていたなあ」と思い浮かべながら追体験をしているのでしょう。

私もまた、子どものころは昆虫採集にのめり込みました。そこそこ野性児でしたので、あの番組を観ながら、「近くの池で大きなゲンゴロウをよく見たなあ」「チョウの標本づくりをしたっけ」と思い出しています。

旭川の私の家の近くには自衛隊の駐屯地があって、トノサマバッタが本当にたくさんいました。当時はずいぶん自由に敷地に入れたという牧歌的な時代でした。そこで、山ほどトノサマバッタを捕まえた覚えがあります。

今では敷地に入ることができません。最近になって、旭川に帰った折に、その周辺でトノサマバッタを捕まえようとしたのですが、３時間走り回って１匹も見つかりませんでした。

もう１つ、私にとって忘れられない思い出は、旭川市青少年科学館にあった沖縄のチョウの標本でした。そのときは、すでに旭川に生息する多くの種類のチョウをほぼ採集していたのですが、そこではじめてタテハモドキ、アオタテハモドキという沖縄のチョウを見て、そのあまりの美しさに心を奪われました。そこで、ますます昆虫の魅力、チョウの魅力の深みにはまっていったのです。

私にとって、昆虫、とくにチョウは、こうして単純接触効果と熟知性を兼ね備えた存在になっていったのです。

昆虫好きを思い出し、満たされた毎日に変わった

ところが、受験勉強が忙しくなってくると、だんだん昆虫から疎遠になっていきました。大学生になり、医者になると、完全に頭から抜けてしまったといってもよいでしょう。

でも、30歳を過ぎたころのこと。医師として充実した時期ではあったのですが、何かが自分の人生に足りないということを感じはじめたのです。そのときはまだ、昆虫が理由の1つだなどとは想像もしていませんでした。ただ、なんとなく満たされない気持ちを10年、20年と持ち続けていたのです。

そんなある日、その瞬間は突然訪れました。

たまたま出かけた森のなかで、ふと目に入ったのが、ミドリシジミという美しいシジミチョウ！　暗い場所を好むそのチョウが、木漏れ日をほんの少し浴びながら、宝石のエメラルドのように輝いていたのです。

このとき、私の脳のなかをビビッと何かが走ったような気がしました。そして、悟ったのです。

「そうだ、足りなかったのは昆虫だったんだ！」

何十年も前の少年時代の記憶が、一瞬にしてよみがえってきました。そして、天気がいいとなぜか体がうずうずして、無性に外に出たくなる理由もわかりました。脳の奥底に眠っていた記憶が、ミドリシジミというキューによって一気に意識下に出てきたのです。

同時に、「なぜ、こんなことに気がつかなかったんだろう」という不思議な気持ちになったのも正直なところです。脳医学者のくせに、案外、自分のことはわかっていないんだなと笑ってしまいました。

ともかく、昆虫好きだったことを思い出して、私は劇的に幸せになりました。

約30年ぶりに昆虫採集や観察を再開すると、まさに「童心に返る」という言葉そのもの。

好きだった昆虫採集や観察ができたという趣味的な喜びもありますが、むしろ子どものころに駆け回っていた野原の情景を思い出して懐かしくなってくるのです。さらには、古い家で昆虫の図鑑をむさぼり読んでいたことや、チョウの標本をつくっていた様子が浮かんできて、二重、三重にポジティブな気持ちになっていきました。

私かそれ以上の世代では、男性を中心にして昆虫が好きだったという人が多いことでしょう。私の場合は昆虫採集がメインでしたが、今の時代は昆虫を育てるというのもいいかもしれません。知り合いにも、40歳を過ぎたころから、カブトムシやスズムシを毎年育てるようになったという女性がいます。ぜひ、子どもの時代に戻って昆虫に親しんでみてはいかがでしょうか。たくさんの思い出がよみがえってくるはずです。

新しい生き方の発見！　毎日が楽しくなる

四六判並製

はじめまして更年期♥
40代からの不調が消える心と体のプチ習慣
女性ホルモンに振り回されず、人生をラクにハッピーにする！
永田京子　1400円

ファーストクラスCAの心をつかんだ マナーを超えた「気くばり」
機内で噂される〝超一流の乗客〟のふるまいやマインドとは⁉
清水裕美子　1400円

フェアリーと出会って幸せになる本
優しくて繊細な人を癒すフェアリー・ヒーリング・ブック
ヒーラーよしこ　1400円

自分もまわりも好きになる「ほめ日記」
10万人が効果を実感した「自己肯定感」が上がる簡単な方法
手塚千砂子　1300円

女子の副業
夢もお金もあきらめない
「好き」「楽しい」はお金に換えられる！女性向きな副業を多数紹介
滝岡幸子　1360円

ひといちばい敏感な あなたが人を愛するとき
全米ベストセラーを完訳。世界初HSPを提唱した著者が伝える幸せへのヒント
エレイン・N・アーロン　1900円

オンライン就活は 面接が9割
オンライン面接ならではのコツとは⁉ 新時代の就活ガイド・決定版！
瀧本博史　1370円

礼節を磨くと なぜ人が集まるのか
〝相手ファースト〟な考え方で、仕事も日常も上手くいく！
七條千恵美　1300円

女の子は「脳の見る力」を育てなさい
クヨクヨしがち、友だちトラブル…女の子の心配事の9割はこれで消える！
加藤俊徳　1400円

10年後の子どもに必要な「見えない学力」の育て方
子どもが自分で考え行動しはじめる「見えない学力」の育て方とは？
木村泰子　1400円

いちばん大事な「子育て」の順番
0歳からのシュタイナー教育で、子どもの可能性をのばす！
虹乃美稀子　1380円

腎臓病 一生透析なしで過ごす本
腎機能を長持ちさせる画期的療法「保存療法」の最新情報！
椎貝達夫　1360円

テレワークの達人がやっている ゆかいな働き方
インターネット界の鬼才が放つ爆笑&共感必須の〝テレワークあるある〟
林　雄司　1400円

ムリなく健康体&つや肌に変わる うるおい漢方
〝漢方式うるおい習慣〟で、無理なく健康&つや肌になれる！
大塚まひさ　1360円

「そろそろ、お酒やめようかな」と思ったときに読む本
専門医が教えるアルコールとの正しいつきあい方、やめ方とは！
垣渕洋一　1400円

自分の中の「親」を浄化する本
親子呪縛を解き放ち、もっと自分らしくラクに生きていくためのヒント
原田真裕美　1400円

表示は本体価格

ミーポンとキヨチの

青春 読書のーと

第114回「バカ正直!?な合格ワード」の巻

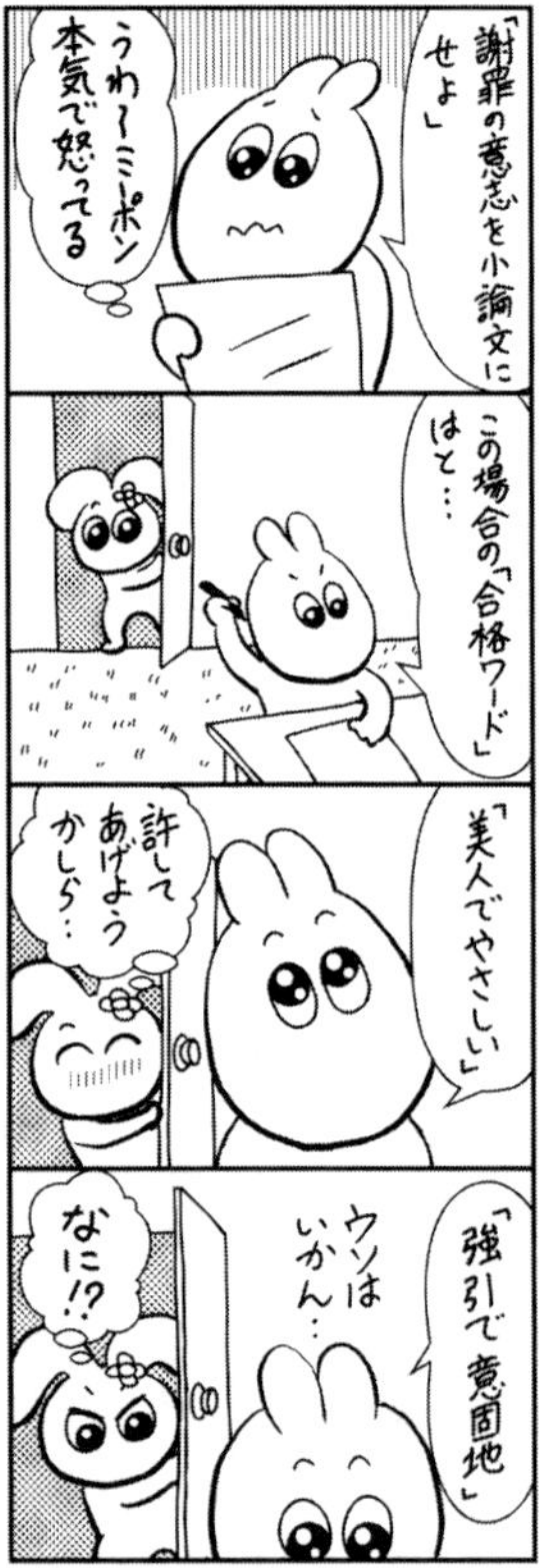

天体観測

かって好きだったものに親しむ

夜空に輝く星々を見て、ロマンを感じなかった子どもはいないと思います。天体観測もまた、子ども時代の記憶を思い出すキューになることでしょう。

大人になった今、思い切って望遠鏡を買ってみるのはいかがでしょうか。できれば本物の星空を眺めるのがいいのですが、都会ではなかなか星が見えないかもしれません。そんな人は、プラネタリウムに行ってみるのも1つの手です。

実は、私が科学を好きになったきっかけは星でした。5歳のときにはじめて望遠鏡をのぞかせてもらったときのことです。いとこが持っていた口径6インチほどの小さな屈折望遠鏡で、本当に小さい姿でしたが、そこで見た土星と土星の輪に心の底から感動しました。

それまでも、天体の図鑑をよく見ていたので、輪っかのついた土星の姿を写真では知っていました。しかし、その実物が今、望遠鏡ではっきり見えるのです。なんと美しいのだろう、自然とはなんと素晴らしいものだろうと、５歳児ながら圧倒されたのです。

この体験が、私のその後の人生を大きく左右する転機になったといっても過言ではありません。都会の人が田舎にやってきて、天の川をはじめて見て感動したという話を聞きますが、それも同じような体験なのでしょう。

ところで、知人の女性からこんな話を聞きました。

彼女が何年か前に友人とハワイに行ったときに、星空を見るツアーに参加したのだそうです。ハワイには、日本の国立天文台の観測所があることでもわかるように、山の上はとても星空がきれいなことで知られています。

すると、そのツアーに１人で参加している中年の男性がいたといいます。話を聞くと、仕事に関係する学会が終わり、昔から星が好きなこともあって、有休を使って延泊をしてツアーに申し込んだとのこと。

それを聞いて、とても幸せな人だと思いました。大人になると、どうしても仕事中心の生活になりがちですが、こんなふうに昔から好きなことを少しでも生活に取り入れれば、それが「回想脳」をつくるのに役立つと思います。

おもちゃ

今こそ、童心に返って遊ぶ

童心に返るという点では、子どものころに親しんでいたおもちゃやゲームは、「回想脳ワーク」に使えるいいキューになります。

よく聞くのが、買って箱のまましまっておいたプラモデルを、久しぶりに組み立てたという話。もちろん、新しく買ってくるのもいいでしょう。子どものころは上手に組み立てられなくて、もどかしい思いをしたかもしれませんが、それもまたいい思い出としてよみがえるでしょう。手先を使うことは、それ自体が脳の健康維持に有用なのでおすすめです。

最近では、購買力のある中高年を対象にしたノスタルジアマーケティングが盛んになっており、昔の子どもたちに人気だったおもちゃやゲームが復刻されています。

私にとって思い出深いのは、１９７０年代に販売されていた学研の「電子ブロック」です。これは、トランジスタや抵抗などを組み込んだブロックを組み合わせてはめ込んでいくことで、自動的に回路ができてブザーが鳴ったり、ラジオやワイヤレスマイクになったりするという製品です。

当時は1万円くらいする超高級おもちゃで、みんなの憧れでした。私はそのシリーズのなかでも安いものを買って楽しんでいました。

いつのまにか販売中止になっていましたが、2000年を過ぎてから、その電子ブロックの復刻版が発売されると大変な売れ行きだったと聞きます。その気持ちはよくわかります。

機能だけを考えれば、まさにおもちゃのようなもので、誰も実用で使おうとは思っていないでしょう。多くの人が買った理由は、当時を懐かしむためだったはずです。

そして、仕事や人間関係のストレスに疲れていた人も、久しぶりに電子ブロックに触れることで、当時のことを思い出してポジティブな気分になっていたことでしょう。あるいは、子どものころに買ってもらえなかったり、私のようにグレードの低いものしか持っていなかった人が、思う存分いじることができて満足感を得られたことと思います。

その後も何度も復刻されたことからも、懐かしさの感情がいかに人の心を揺さぶるかがよくわかります。

家族、仲間と野球盤やテレビゲームで盛り上がる

男の子が誰でもやっていたボードゲームに、野球盤がありました。いや、今も売られ続けていて改良を重ねているそうです。押し入れに昔の野球盤がなくても、新しい野球盤を買って久しぶりにみんなと遊んでみてはいかがでしょうか。

新型コロナが収束したら、昔の仲間を誘ってみてもいいでしょう。

「昔の家で畳の上に座って、友だちとやっていたなあ。みんな今ごろどうしているのか」

「休みの日に、あいつの家に行って朝から晩まで遊んでいたっけ。家の人はさぞ迷惑だったことだろう」

野球盤が昔を思い出すキューとなって、当時の思い出話が次々と出てくるに違いありません。

とくに、こうしたゲームは1人ではできませんから、必ず家族や友人の思い出がからんでくるはずです。

人生ゲームも懐かしいゲームの１つです。もともとアメリカのゲームでしたが、１９６０年代に日本でも発売され人気を呼びました。野球盤と同様にずっと販売され続けてきましたが、多くの人にとっては、子ども時代に親しんだゲームであって、その後は空白期間があるという人が多いのではないでしょうか。

ゲームの最後のほうになり、うまく「生命保険満期」で大金を手にしたのが印象的だったという人も多いかもしれません。久しぶりにやってみれば、懐かしさがこみ上げてくること間違いありません。それぞれの時代を反映して人生ゲームの内容も違っているので、最新の人生ゲームを家族や昔の仲間と、ワイワイガヤガヤいいながらやってみるのもいいかもしれません。

テレビゲームにも、ノスタルジアマーケティングがあります。先日、ゲーム＆ウオッチで遊べるという『スーパーマリオブラザーズ』の復刻版が発売されましたが、あっというまにネット予約がいっぱいになったといいます。

また、『スペースインベーダー』や『パックマン』も、新しい機種に移植されて根強い人気を誇っています。技術は日進月歩ですから、今ではそうしたゲームとは比較にならないほど、複雑で画面のきれいなゲームはいくらでもあります。それでも、こうした古いゲームが人気を博すということは、それだけ懐かしさを求める人が多い証拠だといえます。

ものを減らすよりも大切なこと

何年か前に「断捨離」が流行語となり、ものをなるべく持たない生活が評価されるようになりました。そうした考えからすると、亡くなった祖父に買ってもらった、何の変哲もない古い目覚まし時計をいまだに大切にとってある私などは、片づけができないダメな人間かもしれません。

そうでなくても趣味的なものを大事にとっておいて、捨てられないという人は多いと思います。ましてや大人買いをしたら、家のなかが片づかないと嘆く人もいるかもしれません。

最近では、なるべくものを少なくすることがいいことのように思われていますが、思い出のあるものは無理に捨てなくてもいいと私は思っています。思い出のある品物は、過去の何かを思い出すキューになるからです。

つらいときに、引き出しにしまってある昔の写真を見たり、子ども時代に読んだマンガをひっぱり出してきたりしてストレスを解消し、また明日から生きる元気を手に入れるのが、私のような凡人には大切なのです。

そうした、心のよりどころとなるものまで、無理に捨てる必要はないと思います。

片づけに関する本を出版したことのある編集者さんに聞いたのですが、その本の著者さんが、「片づけることと捨てることは別であって、大事なものまで捨てなくていいんですよ」とおっしゃっていたとのこと。なるほどと思いました。

つまり、大事なものまで捨てて極限にしていく必要はないというわけです。他人にとってはただの古いものであっても、堂々と取っておいて、思い出すよすがにしたほうがいいと思います。

もちろん、捨ててはいけないといっているのではありません。何から何まで取っておいたら家はがらくただらけになってしまいます。大事なものを残して、大事ではないものを捨てればいいだけのことです。

もっとも、これは大事ではないと思って捨てたものが、あとになって無性に恋しくなって後悔するのが私の悪い癖でもあります。ものを捨てるときは、よくよく考えることが大切です。

思い入れのあるものは残しておく

私が祖父からもらった日覚まし時計というのは、幼稚園時代に使っていたものです。常に身近なところに置いてあり、ときには自分で勝手に色を塗り替えたりしていました。時計自体が素晴らしいというのではなく、まさに単純接触効果でどんどん好きになっていったわけです。そこには、さまざまな思い出が詰まっているから、それを見ると懐かしくなるのです。これを捨ててしまうということは、目覚まし時計にまつわる懐かしさを思い出せなくなることを意味します。

そういう懐かしさのこもったものを、ほかの人が勝手に捨ててはいけません。

ときどき、旦那さんの趣味のミニカーや雑誌などを奥さんが勝手に捨てたという話を耳にします。奥さんとしては、家が片づかないから困るということなんでしょうが、無断で捨てるのはやはりまずいと思います。

私の場合、子ども時代に親しんだものを、両親が勝手に捨てたときは、かなりのショックを受けました。実をいうと、私のものではなく両親の所有物なのですが、私がよく読んでいた辞典や本が捨てられてしまったのです。

両親にしてみれば、まさか自分の本を捨てたことで、息子ががっかりするとは思ってもみなかったでしょう。捨てないでほしいと伝えておくべきだったと後悔しています。なんとかして、同じ本がないか探しているのですが、まだ見つかりません。

さて、捨てるべきか、残すべきかの判断として、『人生がときめく片づけの魔法』の著者、近藤麻理恵さんは「心がときめくなら残す、ときめかなければ捨てる」といっていて、私もまさにそれが最適な判断基準ではないかと思っています。

ただし、それを判断できるのは本人だけです。他人にとってはつまらないものに見えても、本人にとっては素晴らしい思い出が詰まっているかもしれないからです。

今、高齢の親のものが多すぎるというので、生前整理、老前整理というのが話題になっています。本人が捨てるのならまだしも、子どもが勝手にものを減らすというのはどうかと思います。子どもたちはよかれと思っているのかもしれませんが、思い入れのあるものを捨ててしまってはストレスを感じ、それこそ認知症のリスクを上げてしまいます。

高齢の方が、粗大ゴミとして捨てられた古いものを、ゴミ置き場まで行って持ち帰ってきたという話も聞きます。それを見て認知症の症状だと考えている人がいるかもしれませんが、実は逆である場合が多いと私は思っています。本人が納得していないということを示しているのですから、手元に置いておいてあげたほうがいいのです。

名作マンガに描かれた、思い出の品の力

ものにまつわる思い出がテーマになった話が、『ドラえもん』にありました。コミックスの4巻に収められている「おばあちゃんのおもいで」という話で、劇場版のアニメにもなったのでご存じの方もいらっしゃることでしょう。

ある日、のび太は、幼いころに気に入っていたクマのぬいぐるみが捨てられているのを見つけて、自分の部屋に持ち帰ってきます。ぬいぐるみはつぎはぎだらけで、それは亡くなったおばあちゃんが繕ってくれたものでした。

のび太は無性におばあちゃんに会いたくなり、ドラえもんに無理やり頼んでタイムマシ

ンでおばあちゃんに会いに行きます。

　当時に戻ると、昔の家にいるおばあちゃんは、わがままばかりいっている幼稚園児ののび太を、「のびちゃん、のびちゃん」とかわいがっています。そんな様子を空から見て、のび太は懐かしさがこみあげてきて、感情を抑えきれません。

　そして、最後におばあちゃんの「せめてこの子が小学校にあがるまで生きていられたら」という言葉を聞いて、のび太は１つの考えを思いつく……という感動的な話でした。

　小学校５年生という設定ののび太は、もちろんまだ子どもです。でも、そんな子どもでも、さらに幼かった時代を見て懐かしくなるのです。まさに、懐かしさの感情は、万人にとって大切なものだと思わされる話でした。

食べ物

味覚で伝わる「懐かしさ」

食べ物を味わうことで感じる懐かしさもあります。昔ながらの駄菓子やジュースの味で、子どものころを思い出すという人も多いでしょう。

また、郷土の味に久しぶりに触れることでも、懐かしさを味わうことができます。

私にとっては、その1つが旭川ラーメンです。旭川ラーメンはしょう油味で豚骨を使っただしが格別です。こってりしているようで、あっさりしているという深い味わいです。

旭川にいたときは、まさに単純接触効果によって慣れ親しんだ味でしたが、仙台で暮らすようになって空白期間ができたことで、久しぶりに食べると「懐かしさ」を感じるのです。

仙台や東京でも、旭川ラーメンを名乗る店はあるのですが、なかなか本場の味に出会える機会が少ないように思います。だからこそ、旭川に戻ってラーメンを食べると、「ああ、故郷に帰って来たな」という気分になるのです。

そうした市販の品や外食の味だけでなく、家庭料理の定番の味でも懐かしさを味わうことができます。卵焼き、お雑煮、肉じゃがなどは、多くの家庭でつくられている料理ですが、家によって少しずつ違っているのがおもしろいところです。

卵焼き1つを例にとっても、みりんや砂糖を入れる甘い派と、しょうゆを入れるしょっぱい派があります。甘い派としょっぱい派の家でそれぞれ育った男女が結婚して、口論のもとになるという話もあるほどで、定番の味はおろそかにできません。

自分がおいしかった味つけで子どもに料理をつくりながら、「そういえば、母はこんな味つけをしていたな」と懐かしく感じると同時に、昔の実家の台所や食卓を思い浮かべることもあると思います。そして、その料理を食べる子どももまた、その味を受け継いでいくことでしょう。

家を継ぐというと、しきたりや伝統といった大げさな話になりがちですが、こんなふうに〝味〟を通じて昔のことを思い浮かべて懐かしむだけでも、メンタルヘルスに役立つのではないかと思っています。

コラム

食べるだけで幸せになる「懐かしの味」の秘密

味覚というのは、本能に直結した感覚です。ですから、どんなに昔に食べたものでも、一瞬でその食べ物や状況を思い出すことがあります。なぜなら、味覚の敏感さは命に直結しているからです。

「昔、こんな味をしたものを食べたら、具合を悪くした」ということがあったら、二度と食べないようにするでしょう。腐ったものを食べたら命にかかわりますから、味覚は進化の段階で早くから発達した感覚だと考えられます。ですから、どんな味がしたときにどんな気分になったのかは、脳に深く刻まれているのです。

だからこそ、料理の素材や味つけは懐かしさにつながる重要な要素となります。料理というのは毎日食べるものですから、まさに単純接触効果です。味が濃いとか薄いとかいった話を超えて、毎日接するものなので、好きになっていくのです。いや、好きか嫌いかということも超えて、自分の一部になってしまうわけです。

ところが、そんな地元の料理で育った人が都会に出たり、家庭料理になじんだ人が結婚したりすると、日常生活で接触していた味から引き離されてしまいます。そうして、何カ月、何年という空白期間を経て、地元や家庭の料理に再びめぐり合うことで懐かしさを覚えるわけです。

地方出身者が都会にある郷土料理の店に行ったり、海外に住む人が日本料理のパーティーをしたりする背景には、そうした懐かしさを通じて、慣れない土地で過ごすストレスを解消する効果があるのでしょう。

3
章

「体」を動かせば脳は元気になる！

「記憶」×「運動」

「運動」と「回想」の相乗効果

適度な運動が健康によいことは、どなたもご存じでしょう。そこで私は、「回想脳ワーク」として、運動と過去を振り返る行動を組み合わせることを考えました。

これまで書いてきたように、過去をただ振り返るだけでも脳によい効果があるのですが、それに運動を加えることで、さらに相乗効果をもたらすのではないかと考えたのです。

とくに、無理のない運動として、広い世代におすすめできるのがウォーキングです。ウォーキングで脂肪を燃焼させることで生活習慣病を予防することは、脳の健康にも効果的です。さらに、心拍数が増えて、脳の血流を活発にしてくれます。

この章では、そうしたウォーキングをはじめとした体を動かす活動を交えながら、過去を振り返っていく方法を紹介していきましょう。

学校

懐かしの校舎を訪ねる

誰にでも思い出がある場所といえば、まず思い浮かぶのが学校です。幼稚園、保育園も含めて、小学校から大学まで、どんな人にもそれぞれの思い出があるはずです。

毎日通った学校には、懐かしさの要素の1つである「単純接触効果」があり、何年も通い続けることで親しみを感じるようになります。さらに、卒業してから何年も離れることで「空白期間」もあります。懐かしさを感じる条件が揃っているといってよいでしょう。

学校によっては、卒業生に集まってもらうための「カムバックデー」を、年に1回ほど催しているところがあります。現在では新型コロナのために実施できなくなっていますが、再開されたら、そんな機会を利用して、自分が通った学校を見に行くとよいでしょう。

また、子どもや親戚の子の運動会に同伴したり、あるいは同窓生と誘い合って学園祭で母校を訪れるといったことも考えられます。

久しぶりに学校に行くと、自分がいた教室はもちろん、保健室、理科室、音楽室、体育館、さらには顔を洗った水道や休み時間に遊んだ遊具などを見たとたん、卒業以来ずっと忘れていた思い出があふれるようによみがえってくると思います。

卒業して何十年も経っていると、校舎は建て替えられているかもしれませんが、それでも構内のどこかに昔の学校の面影が残っていると思います。たとえ残っていなくても、同じ空間に何十年前かの自分がいたことをイメージすると、いろいろな思い出が湧き出してくることでしょう。

おもしろいのは、久しぶりに学校に入ると、校舎や部屋が小さく感じられることです。これは、多くの人が体験することだと思います。

いったいどういうことなのでしょうか。

1つには、自分の体が物理的に大きくなったことがあるでしょう。相対的に机も椅子も小さく見えて、『ガリバー旅行記』で小人国を訪れたガリバーのような気分になるわけです。

もう1つは、昔の教室や校舎に多くの思い出が詰まっていることに関係していると思います。何年も通っているうちに、数えきれないほどの出来事が起きたために、実際の空間よりもイメージが膨らむのでしょう。ですから、久しぶりに見ると、「なんだ、こんな小さな空間で過ごしていたのか」と感じるわけです。

逆にいえば、１つひとつの出来事が狭い教室内に凝縮しているわけで、そこにある黒板や机、椅子がすべて懐かしさのキューになって、たまらなくいとおしくなるに違いありません。

古い木造校舎の施設や給食カフェが増えている

訪ねてみるのは、必ずしも自分が通った学校でなくても構いません。地方都市に行くと、古い校舎や廃校になった校舎を観光施設として一般公開しているところがあるので、そうした施設を見てみるのもおもしろいと思います。

単に昔の観光スポットを見るというだけでなく、見知らぬ学校であっても、校舎を見ると昔の自分の学校での体験や思いを投影することができます。

なかでも木造校舎は大人気です。木のぬくもりは、独特の温かさを感じさせます。私のように、コンクリートの校舎で学んだ人間でも懐かしさを感じることができるのは、歴史的ノスタルジアのなせるわざといえます。

学校に関連して、しばらく前から話題になっているのが「給食カフェ」です。ややレトロな内装の店内に、店によっては小学校で使われたような木製の小さな机と椅子が置かれており、そこで昔の給食のようなメニューをいただくカフェです。

私はまだ行ったことがないのですが、メディアの記事や写真を見ていると、懐かしさを感じさせる威力は抜群のようにみえます。同世代の友人たちと行ってみると、当時の給食の話に花が咲いて楽しいのではないでしょうか。

戦後世代で必ず盛り上がるのは、クジラの竜田揚げと脱脂粉乳。とくに、脱脂粉乳のまずさは誰もが口を揃えます。しかし前にも書いたように、思い出になるとポジティブさが3割増しになります。みんなニコニコと笑いながら、「あれはまずかったなあ」などと、懐かしい気持ちに浸れることでしょう。

もちろん、その後に登場した牛乳のテトラパックにも、それぞれ思い出があることでしょう。揚げパンに思い出があるという人もいるかもしれません。前にも述べたように食や味覚は、懐かしさに直結する本能的な感覚だということが、よくわかります。

なじみの店

学生時代の思い出の店に行く

今では、安全のために学校の構内に自由に入れないことが多くなりました。それならば、学校の周辺をぶらぶらと歩くだけでもいいでしょう。

通学路を久しぶりに歩いてみると、脳の奥深くにしまい込まれたさまざまな思い出がよみがえってくるはずです。学校のそばにあった店で文房具を買ったこと、好きな子と帰り道で一緒になってドキドキしたこと、調子に乗って騒ぎすぎて近所の人に怒られたことなどが、ありありとよみがえってきます。

高校や大学だったら、なじみの店に久しぶりに顔を出すのもいいと思います。例えば、学校帰りによく寄っていたラーメン屋、仲のいい友だちと通った定食屋や喫茶店などなど。そのときの味も懐かしく思い出されます。

私が通っていた高校の周囲だけでも、少し考えるだけで5軒くらいは思い出せます。すでに30年以上経っているので、店の人も覚えていないのですが、私の脳は一気に学生時代に戻った気分になって、当時の出来事がいきいきと浮かんでくるのです。

　コロナ禍の影響なのか、最近になって学生街の定食屋の閉店が増え、そのたびに昔を懐かしむ人で行列ができるというニュースをよく聞きます。このことは、まさしく人々が懐かしさを求めているからではないでしょうか。並んでいる人を見ると、若い人にまじって私と同じくらいの年配の人も見かけます。全員が全員というわけではないと思いますが、学生時代を思い出して久しぶりにやってきたという人も多いことでしょう。

　大学時代の私にとって思い出深いのは、大学の教養部のすぐ近くにあった定食屋です。すでに店はなくなっていますが、今もときどき、その店のチャーハン定食が食べたくなってたまりません。

町歩き

「足」と一緒に脳も使う

健康のためにウォーキングをしているという人は多いと思いますが、同じような道を何度も歩いているだけでは飽きてしまいます。せっかくですから、ただ歩くだけでなく脳を元気にする効果をプラスしましょう。

私がおすすめしたいのは、町並みや家並みを観察しながら歩く「町歩き」です。先ほどの学校の話につながりますが、かつて住んでいた町を歩いてみてはいかがでしょうか。

ウォーキングによって酸素をたっぷりと取り入れて脂肪の燃焼を促すだけでなく、町歩きでは同時に脳を働かせることで「回想脳」をつくることができます。そこが単なるウォーキングと違う点です。

１日１万歩、あるいは８０００歩歩くのがいいといった話がありますが、家の周囲の見慣れた道を何周もしているだけでは、なかなかそんな歩数にはなりません。その点、町歩きは次々に景色が変わるので飽きることがありません。知らず知らずのうちに長い時間を歩くことができるというメリットがあるのです。

職場のある宮城県内で車を運転していると、くねくねした狭い道に出合うことがあります。

それが町なかで、しかも道の両側にはそこそこ家や商店が立て込んでいると、「ああ、ここは昔の街道だったんだ。この町は宿場として栄えたんだろう」とわかります。

東海道や中山道のような有名な街道だけでなく、日本各地には人や物資を運んだ街道が隅々まではりめぐらされていました。そんな道を歩くのも私の楽しみです。

うまくすると、町の中心には江戸時代の宿場の名残として、本陣の建物や古い商家を見ることができますので、時間があるときは駐車場に車をとめて町歩きをするようにします。

ある程度の規模の町になると資料館が整備されており、その町の歴史が詳しく紹介されています。意外な人物がその町の出身であったり、明治維新のころにはいろいろな事件が起きたりといったエピソードを見ていくと、歴史的ノスタルジアにひたることができます。

さらに、自分が歩いていた道の上を、何百年も前に人々はどんなことを考えて行き来していたのだろうと考えると、知的好奇心が満たされて脳がフル回転していきます。

鉄道の駅や道の駅に行くと、その町や地域を紹介する観光パンフレットが置かれています。そこには、あまり知られていない隠れた名所や旧街道などが記されていることが多いので、これも町歩きのいいヒントになるはずです。

「歴史的ノスタルジア」にあふれている町並み写真

実際の町歩きをする代わりに、昔の町の写真を見るのも楽しいものです。運動にこそなりませんが、その分を補ってあまりあるほど脳を刺激してくれます。

私は、新型コロナの感染拡大でなかなか出歩けない時期は、北海道新聞社が発行している昔の北海道の写真集をよく眺めていました。

町並みの写真集というのは、昔を懐かしむキューが満載です。1枚1枚の写真が「歴史的ノスタルジア」に満ち満ちていて、画面に写り込んでいる人々の服装、当時の古い車や電車、でこぼこ道、どぶ川、電柱、信号、郵便ポスト、はてはマンホールや生垣に至るまで、あらゆるものが昔を思い出させるきっかけになりうるからでしょう。

例えば、今の信号機はＬＥＤで光るスマートな形になっていますが、当時はもちろん普通の電灯式です。しかも、信号機の周囲には白と緑の斜線が入った枠が付けられていました。また、現在の横断歩道は、白い太線が横に何本も並んでいるだけですが、以前はその太線の両端にも白い線が縦に引かれていたものでした。

そんなささやかな違いを見るだけで、「ああ、そんなこともあったな」と当時のことが鮮やかによみがえってきます。町並みの写真というのは、「回想脳ワーク」で懐かしさを呼び起こす王道中の王道だと思います。

だからこそ、行ったことのない土地の写真にも懐かしさを感じ、生まれる前の写真にもノスタルジアを覚えるのでしょう。もちろん、ネットでも数多くの昔の写真を見ることができます。実際に町を訪れる機会があれば、こうした写真を手にして比較してみるのもいいと思います。

ドライブ

思い出の道をなぞる

思い出の町が遠くにある場合には、ドライブがてら出かけてみるのもいいでしょう。東京に住んでいると車で移動するという感覚は少ないのですが、私が生まれた北海道や職場のある仙台では車で移動する機会が多くあります。

生まれたときから車があるのが当然の生活ですから、そこにはたくさんの懐かしさのキューがあります。学生時代によく走っていた道を通ると、たとえ町並みは変化していても、当時のことをよく思い出します。

北海道に帰ると、1人でドライブに出ることもありますし、兄と一緒に行くこともあります。そんなときは、新しい場所に行くというよりも、なんとなく思い出のある町や店に向かうことがほとんどです。また、兄といろいろなことを話すうちに、記憶の底に眠っていた家族の出来事がよみがえってくることもあります。

２章でも触れましたが、私が仙台でよく乗っている車は、学生から社会人になったころまでの車とまったく同じ車種で同じ色の中古車を探してきたものです。

私が社会人になった当時は、ちょうどビデオカメラが普及しはじめたころに当たり、手頃なハンディカムを買って、結構ビデオを撮っていました。

ビデオを見返すと、当時の車がよく出てくるのです。そんな映像を見たあとで、苦労して探してきた今の車を見ると、本当に思い出の塊のように見えてきます。

車というのは、１つの空間のなかで、ときには１人で、ときには家族や友人たちと一定の時間を過ごすものですから、家と共通点があります。家の隅々まで思い出が宿っているように、車もまた、内装やメーター、ドア、ミラーなどの１つひとつに思い出が宿っているのです。

もちろん、ドライブで新しい場所に行くのも楽しいものですが、昔行ったところにまた行くというのも、いいものです。新規の目的地と違って道も覚えていますから、落ち着いた気分で向かうことができるのもメリットです。

車から見る視点というのは、バスや鉄道とは違います。どちらがいいというわけではなく、車には車の思い出、バスや鉄道にはまたその思い出があると思うのです。

旅行

思い出の地を再訪する

旅好きの人が話していたことでおもしろかったのが、若いうちは新しい場所に行くことばかり考えていたけれど、年を重ねるにつれて昔行った場所を再訪したいという気持ちが強まってきたという話です。

若いころは、とにかくたくさんの町に行って、たくさんのものを見たいという気持ちだったのでしょう。せっかくお金をかけるのなら、新しい体験をしたいという気持ちはよく理解できます。

ただ、私自身は正直なところ、新しい場所に行くのは若いころから苦手でした。同じ場所に何度も出かけては、その変化の様子を眺めたり、昔の情景を思い出したりするのが好きなのです。

もう少し時間ができたら、これまで学会で訪れた町々を、ゆっくりと時間をとって旅行したいとも思っています。

同じ場所に出かけたら、昔と同じアングルで写真を撮ってみてはいかがでしょうか。いわゆる定点写真というものです。昔と今、同じ場所で撮った写真を見くらべてみると、さまざまなことが思い浮かんでくるはずです。

実際に、定点写真と銘打った写真集を眺めてみると、都会では再開発でまったく変わってしまった風景もありますし、地方では20年前、30年前とくらべて変わっていない風景もよくあります。

変わっていないように見える写真でも、よく見くらべていくと、店の看板がおしゃれになっていたり、木製だった窓枠がアルミサッシになっていたりして、まるで間違い探しのゲームをしているようで興味が尽きません。

一方で、ずいぶん変わってしまった町並みなのに、昔と同じように電柱が傾いていたり、マンホールの位置だけは同じだったりします。

このように、写真という限られた範囲内で、時代の変化がうかがえるというのはおもしろいものです。定点写真は、歴史的ノスタルジアを刺激する素晴らしいツールだと私は思っています。

もちろん、かつて自分で撮った写真と同じアングルで、新しい写真を撮れば、個人的ノスタルジアも喚起します。さらにいえば、自分自身や家族、友人が写っている写真を持って、みんなでその場所に出かけてはいかがでしょうか。景色が変わらないのに人が年をとって変わっているかもしれませんし、町並みも人も変わっているかもしれません。

子どもがいる家族なら、毎年同じ場所で写真を撮り続けることによって、子どもの成長と町の変化を比較しながら楽しむこともできます。撮った写真をみんなで見くらべてみて、ああだこうだと言い合うことほど楽しいやりとりはないと思います。ぜひ試してみてください。

Googleのストリートビューでバーチャル旅行

「新婚旅行で行ったヨーロッパの町を、２人でまた訪ねてみたい」――ある程度の年齢になったカップルならば、ぜひおすすめしたい旅行です。これまで生きてきた人生を振り返ることになり、一区切りをつけて新しく歩んでいくきっかけになります。

もちろん、旅先では昔を懐かしむキューでいっぱいのはず。頭と体をたっぷりと刺激して、旅から帰って来たら脳はすっかり元気になっていることでしょう。

もっとも、海外となるとそう簡単には行けませんし、新型コロナが収束しなくては行きたくても行けない状態です。

でも、あきらめることはありません。机上の旅行で再訪すればいいのです。

それには、Googleマップに付属しているストリートビューの機能が最適です。指定した点から３６０度の眺めが見られますから、単に観光地の写真を見るのと違って臨場感があります。実際に道を歩いたり車で走ったりしている感覚で、町並みを見ることができるのです。

もちろん、知らない町を調べるときにも使えますが、行ったことのある風景を目にしたときの感激は格別です。

先日も、私が海外出張で訪れたイタリアのフィレンツェやスペインのバルセロナで泊まったホテルを調べてみました。訪れたのは２０００年代初頭で、まだまだ超の字が付くほどの若手研究者だったころのことです。

「あのころは、臨床をやりながら、なんとか時間をやりくりして研究していたなあ。ひどく忙しかったっけ」というように、旅先の風景を思い出のキューにして、当時の自分を懐かしむことができました。

また、私がピアノの発表会をした山のなかのホールもストリートビューでチェックしました。大人になってピアノを再開してからのことで、山形に住む先生について習っていたので、仙台から山形まで出かけて演奏したのです。

普段は緊張しない性格なのですが、このときばかりは人前で弾くことに慣れていなかったためか、ひどく緊張してしまい、もうミスをしまくってひどい出来。穴があったら入りたいほどの気分になりました。

ストリートビューで建物を見るだけで、そのときの緊張も感じるほどですが、もうネガティブな感情はありません。失敗したことも含めて、懐かしい気持ちになるからです。

昔住んでいた町が遠くて、なかなか行けそうにないときも、ストリートビューで訪ねてみてはいかがでしょうか。ストリートビューでは、場所にもよりますが、最大で２００８年までさかのぼって見られる機能もついています。もしかしたら、今はなくなってしまった思い出の建物が、画面で見られるかもしれません。

旅行に行ったルートを地図に描く

昔の旅行を思い出しながら、地図にそのルートを描いてみることもおすすめします。ぼんやりしていた旅行の記憶が、はっきりとよみがえってくること請け合いです。

ツアーに入って旅行をしたり、誰かに連れられて旅行をしただけだと、どこをどう通ったのかがわからないことは珍しくありません。ドライブでも、助手席に乗っているだけでは、どんなルートをたどったのか、断片的にしか覚えていないことがあります。

降りて見たスポットだけは点として覚えていても、記憶にはそれが何箇所か残っているというだけで、結局は点の集まりでしかないのです。その途中の車窓からいい景色を見たとしても、ただの経由地にしか過ぎないので、どこだったかを思い出すこともできず、ストリートビューでたどることもできません。

時間が経つにつれて、訪れた順序も記憶があいまいになり、やがては旅行全体の印象も薄くなりがちです。

そこで、旅行の印象をはっきりとよみがえらせ、脳に刻む方法として最適なのが、旅行のルートを地図に描くことです。

すると、「あ、ここで昼食をとったあとで、この海岸に行ったんだ」「そういえば、このルートは道が混んでいて1時間くらい渋滞にはまってしまったなあ」「そうそう、トンネルを抜けたところの車窓がきれいで、みんなで声をあげたっけ」など、忘れていた小さな思い出がよみがえってくるかもしれません。

すると、点と点が線で結ばれて、旅行の内容が改めて具体的なものとなって記憶されることでしょう。そうなると、前後の関係がはっきりして確固とした記憶として脳に残っていくのです。

物理的な場所と、自分の思い出をリンクさせるために、ぜひやってほしいと思います。最近では、紙の地図でなくても、デジタルの地図に記録することができるようになりました。私は、出張でも個人的な旅行でも、必ずGoogleマップでルートを確認して、思い出をできるだけ忘れないようにしています。

今からそうして記録しておけば、何年後、何十年後になって、思い出すきっかけになるはずです。将来に感じるであろう「懐かしさ」のタネを、今からまいておくわけです。

自分のルーツの土地を訪ねてみる

都会で生まれ育った人は、子どものころに両親や祖父母の出身地に連れられていったことがあることでしょう。そうした土地とのつながりをその後も保っている人もいるでしょうが、時代が下り、昔のことを知る人が少なくなっていくと、徐々に関係は薄れがちです。

でも、幼いころに、自分の住んでいる場所とはまったく違う土地に行き、それまで会ったこともない親戚の人たちを目にしたことは、強烈な印象となって残っているはずです。

私は高校生まで北海道の旭川で生まれ育ったので、けっして都会育ちではないのですが、祖父母の家に行ったときのことは鮮明に覚えていますし、冠婚葬祭のときに見たこともない親戚の人たちと会ったときのことはよく覚えています。

東京で生まれ育った私の知人の1人は、幼稚園児だったある夏、おばあちゃんに連れられて、北関東にあるその実家に遊びに行ったのだそうです。セミの鳴き声が響きわたるなか、両側に畑が延々と広がる未舗装の道を、おばあちゃんに手を引かれて歩いている情景が、まるで映画のワンシーンのように記憶されているといっていました。そして、そのまま半月ほどその田舎で過ごしたのだとか。

場所もうろ覚えだったけれども、バス停の名前だけははっきり覚えていたので、それから40年ぶりに行ってみようと思い立ったとのこと。もとの家に住んでいる人はもういないということは聞いていたものの、幼いころの思い出をもう一度確認したくて訪ねてみたのだそうです。

知り合いも誰もおらず、短い時間だけれども、それでも行ってみて本当によかったといっていました。両側に畑が広がる道はすでに舗装されていたものの、道幅も昔のままで景色も思ったほど変わっていないのに驚いたという話です。

ちょうど70歳くらいのおばあさんが畑仕事をしていたので、知人はおばあちゃんの実家のことを聞いてみたけれども、ご存じなかったそうです。その人におばあちゃんの名字を聞かれて答えると、「ああ、このあたりはみんなその名字だよ」と笑われたことが印象的だったといっていました。

実に素晴らしい体験だと思います。ぜひ、自分のルーツの土地を訪ねてみてはいかがでしょうか。

博物館、資料館

知的好奇心も同時に満たせる

自分の興味のある博物館や資料館を訪れることは、知的好奇心を満たすだけでなく、広い敷地を歩くことで運動の効果があります。今は、どんな分野にも博物館があるので、ぜひネットで調べて訪ねてみることをおすすめします。

私のように、子どものときに鉄道が好きだった人ならば、鉄道博物館がいいでしょう。ＪＲ東日本ならさいたま市の大宮に「鉄道博物館」がありますし、ＪＲ東海なら名古屋市内の金城ふ頭に「リニア・鉄道館」、ＪＲ西日本は京都市内に「京都鉄道博物館」があります。

それぞれ貴重な車両が保存されているほか、大人も子どもも楽しめる工夫がこらされています。こうした博物館に行き、子どものころに見た車両を目にすると、本当に懐かしくてたまりません。

私鉄でも東京なら、墨田区に「東武博物館」、江戸川区には「地下鉄博物館」などがあります。

先日は、子どもと一緒に東京の秋葉原周辺を散歩したときに、万世橋にある専門店街「マーチ エキュート」に足を運んだのですが、その目的は「万世橋駅ジオラマと中央線電車ミュージアム」でした。

鉄道模型のジオラマとしてはとくに大規模というわけではありませんが、大正初期の万世橋駅周辺を１５０分の１サイズで再現した情景は、歴史的ノスタルジアたっぷりで、まさに「はじめてなのに懐かしい」という風景なのです。

万世橋駅はすでに廃駅となっていますが、ジオラマでは大正時代の立派な駅舎や古い電車を見ることができます。駅前に路面電車が走り、広場に人々が行き交っている情景は、見ていて飽きません。

話には聞いたことがありますが、実際の様子を立体的に見ることができて、当時の賑わいを実感できました。子どもも興味津々で見ていましたが、私は内心それ以上に興奮していたと思います。

鉄道模型というと、横浜駅近くにある「原鉄道模型博物館」を抜きに語ることはできません。個人の所有による世界最大の模型コレクションが展示されており、写真で見るだけでもそのジオラマには圧倒されます。ぜひ、また時間を見つけて訪れたいと思っています。

もちろん、科学博物館、歴史博物館、郷土博物館など、それぞれの好みに合わせて、訪ねてみてください。それがあなたの脳を喜ばせる「回想脳ワーク」になります。

古地図、今昔地図でイメージ力を鍛える

古地図が静かなブームになっているようです。ひと口に古地図といっても、江戸時代のものから戦後すぐの地図までいろいろですが、いずれにしても古地図を見ていると、歴史的ノスタルジアにひたることができます。

先ほどは定点写真の楽しさについて書きましたが、古地図もそれと同じような楽しさがあります。最近では、同じ場所の古地図と現在の地図をページの左右に並べたり、トレーシングペーパーで重ね合わせたりすることで、比較できるような本も出版されています。

定点写真と違うのは、地図から昔の情景をイメージする力が必要になることでしょう。

逆にいえば、そのために脳を働かせることになり、脳の健康にも効果的です。

例えば、東京の古い地図を見ると、今では家がひしめいている世田谷や杉並あたりは、昭和のはじめまでは畑ばかりだったことがわかりますし、『男はつらいよ』の映画で知られる柴又も、東京の郊外であったことがわかります。

それぞれ、今では「山の手」や「下町」の代表格のように思われていますが、昔はそうではなかったのだなとわかります。昔の「山の手」「下町」というのは、もっと中心に近い地域をさしていたということは、知識では知っていても、地図を見くらべることではっきりと理解できました。

パソコンのブラウザソフト上でも、昔と今の地図を比較することができます。私はよく「今昔マップ on the web」（http://ktgis.net/kjmapw/）というサイトを利用しています。「時系列地形図閲覧サイト」というサブタイトルが付けられているように、国土地理院発行の今と昔の地図を同時に表示して比較できるサイトで、埼玉大学の谷謙二氏の手によるものです。

都市圏はほとんど網羅しており、関東地方はすべての範囲が含まれ、私の故郷の旭川も見ることができます。過去の地図を明治時代から何種類かを切り換えて見ることができるので、その土地の変化を目の当たりにすることもできます。

地図を見くらべていくと、昔からあると思っていた広い道が、実は戦後になってできたことなどに気づきます。東京の明治通りが、明治時代にはなかったのだということもはじめて知りました。

楽器演奏や絵画

かつての習い事を再開する

テレビを観ていたら、定年になってからピアノや油絵をはじめたという人が取り上げられていました。子どものころに習ったことがあったけれども、勉強や仕事が忙しくなり、いつのまにか遠ざかってしまったとのこと。それが、定年になって時間ができたことで、再開したのだという話題でした。

子どものころの習い事というと、親から無理に押しつけられて、イヤイヤやっていた子も多いと思います。そんな印象があるので、番組のなかで年配の方々が、みな楽しそうに取り組んでいたのが心に残りました。

私は子どものころ、親の意向によってピアノを習っていたことがあります。8歳から10歳ごろにかけてのことですが、ご多分にもれず、バイエルからはじまって練習曲ばかりやらされていました。結局、おもしろくなくて、ほどなくやめてしまいました。

とはいえ、音楽自体が嫌いだったわけではありません。むしろ、10代のころは、どんなジャンルの音楽も大好きで、クラシックからロック、ポップス、Ｊポップに至るまで、何でも聴いていた若者でした。

年を経て、なんとか一人前の医師になることができると、学生時代に音楽が好きだったことを思い出して、それならば自分で好きな曲を弾きたいと思い、35歳になってからピアノを再開したのです。

先生についてピアノを再開して、いろいろな気づきがありましたが、とくに驚いたのは耳がよくなった、具体的には細かい音の差をより聞き分けられるようになったと感じたことです。その少し前から、苦手だった英語のリスニングの勉強もしていたのですが、英語の音の聞き分けがずいぶん楽になったように感じました。

また、昔乗っていた車と同じ車種の中古車を買ったと書きましたが、それもこの前後でした。久しぶりのマニュアル車でしたが、忘れていたマニュアル車の感覚が戻っただけでなく、両手両足を使った運転をすると、なぜか運転するたびに頭が非常にスッキリするのをいつも不思議に感じていました。

実は私たちの脳は、新しいことを学ぶたびに、脳の神経細胞から触手のようなものが伸びて、近くの神経細胞と情報を交換し合うようになり、ネットワークが密になっていきます。ネットワークが密になればなるほど、知的な能力が上がっていくのです。

この脳のネットワークは、50歳になっても80歳になっても、新しいことを学ぶことでつくられていくことがわかっています。これが、1章でも触れた脳の可塑性です。

楽器演奏にせよ絵画にせよ、新しい刺激を与えることで脳が元気になることを、私は身をもって感じました。高齢者の方も、「もう年だから」などといわずに、ぜひ昔の習い事や趣味を再開して、脳の活性化をはかってほしいと思います。とくに、楽器演奏が将来の認知症を防ぐ効果をもたらすことは、さまざまな研究によって科学的根拠があるとされています。

私は、ただ弾くだけでなく、昔懐かしい曲で、でも楽譜がない曲を、なんとなく聞こえた感じでハ長調にアレンジして弾くということもしています。それだけでも、ずいぶん頭を使っていると思います。好きな曲のフレーズを耳コピして、片手だけでも、シャープやフラットの入らないハ長調でなんとなくなぞるだけでも幸せな気持ちになります。

懐かしさを感じることでポジティブになるだけでなく、知的好奇心によってもっとポジティブになる。さらに、アレンジをすることで頭を使う。しかも、楽器演奏そのものが将来の認知症リスクを下げる――懐かしいグリコのＣＭに「１粒で２度おいしい」という名フレーズがありましたが、楽器演奏は「１粒で４度おいしい」素敵な趣味だと思っています。上手下手はまったく関係ありません。大切なことは、懐かしさを感じながら、何より楽しみながら行うことです。

たくさんの機会を与えることが、子どもの脳の力を伸ばす

先ほど、子ども時代のピアノの習い事は好きではなかったと述べました。むしろ、強制的にやらされていたので、大嫌いといってもいいくらいでしたが、今になってみるとそれが自分自身の役に立っています。

結果的に、母親が無理やりピアノを習わせたことが、今の私にとってプラスになっているわけです。そう考えると、機会を与えてくれた母には、いくら感謝してもしきれません。

外国の哲学者の言葉だったと思いますが、人生における好みというのは、10歳までに決まるという話を聞いたことがあります。ですから、子どものころに数多くのことを経験し

たり見聞きしたりすると、その分だけ将来になって懐かしいと思える要素として、自分のなかに残るのでしょう。

私の場合、ピアノ、昆虫、車、鉄道、星、さらには絵画に対する好みというのは、どれも10歳までの経験に根ざしています。これだけでも十分ではありますが、もっとたくさんのことを経験していれば、さらに懐かしさをもたらす要素になっていたことでしょう。子ども時代に豊かな環境に触れることができれば、それだけ豊かな人生を送ることができるのです。

ですから、子どもにはなるべくたくさんの機会を与えてあげてほしいのです。それは楽器でもスポーツでも芸術でも何でもいいと思います。うまくならなかったからといって、親は悲観することはありません。それは将来豊かに生きるためのきっかけをつくってあげていることであり、素晴らしいことだと思います。

子どものころにまったく行わなかったこと、まったく興味がなかったことは、大人になってからはじめるのにはハードルが高いですが、ほんの少しでも子どものころに経験しておくだけで、たとえ何十年後でも、再開するときに確実にハードルを下げられます。

もちろん、大人になってから、子どものころにまったくしたことのない趣味を新たにはじめることも大変素晴らしいことです。気になる習い事があったら、ぜひチャレンジしてみてはいかがでしょうか。

お祭り

大人ならではの楽しみ方がある

私にとって、お祭りや縁日ほど昔を思い出すものはありません。お祭りや縁日は、ノスタルジアの塊といっていいでしょう。ぜひ、子どものころのように、お祭りそのものを楽しむとともに、「回想」することも楽しんでいただきたいと思います。

今でもたまに夜店のそばを通り、子どもが喜びそうな色鮮やかな食べ物や、意外に難しい金魚すくいなどを見ていると、子どものころに見た露店を思い出します。

とくに私の印象に残っているのは、屋台で売っている貝殻を母に買ってもらったことです。幼稚園児のころだったかと思いますが、一度ではなく何度も買ってもらった覚えがあります。

理由はわかりませんが、北海道のお祭りの屋台には、貝殻がよく売られているのです。ですから、お祭りというと貝殻がつきものでした。

そんな体験があるためか、私は今でも貝殻が大好きです。最近では積極的に集めることはしていませんが、沖縄などの海沿いの観光地に行くと、貝殻を売っている店に自然と目が行ってしまいます。

そんなときに思い出すのは、母に手をひかれて幼い日に見たお祭りの屋台の様子であり、綿あめの甘い匂いが今にも漂ってくるような気になります。それだけで、心の底から懐かしい気持ちが湧いてきて、幸せを感じるのです。

コラム

「回想脳」づくりのきっかけになる「香り」の効果

何かの香りを感じたとき、ふと昔の記憶がよみがえってくるという経験はどなたにもあるでしょう。

私は、雨上がりの草むらを歩いていたときに、幼いころに昆虫採集に入った林の様子が突然思い浮かんできたことがありました。また、とうもろこしをゆでている匂いで、家族で楽しく過ごした夏休みの光景を思い出すこともあります。

香りというのは、一瞬で昔のことを思い出させてくれるきっかけになります。感覚の1つとして、本能に近いところに位置しているのでしょう。有毒なガスを吸い込んだりしては直接命にかかわります。命を守るために、とくに敏感にできているのだと思います。

ものの匂いをとらえる鼻の末梢神経は、匂いを判断する脳の領域につながるだけでなく、記憶をつかさどる海馬にもつながっています。生きるために大切なものや害になるものを、しっかりと記憶させるためにそうなっているのだと考えられます。匂いによって昔の記憶が瞬時によみがえるのは、こうした脳の仕組みに基づいているのです。

私が出張でイタリアのフィレンツェを訪れたとき、サンタ・マリア・ノヴェッラという現存する世界最古の薬局にたまたま立ち寄ったのですが、そこでは薬草から採られたさまざまな香水も売られていて、店内は独特な香りがしたのを覚えています。

その後、東京駅前の新丸ビルに店舗ができたというので訪れてみると、店の近くで香りが漂ってきただけで、その瞬間にフィレンツェのことを思い出しました。

こうした仕組みを利用して、「回想脳ワーク」のキューとして香りを使うという方法も有効だと思います。若いときに使っていた香水やオーデコロンも常備しておいて、ときどきその香りを使って昔を思い出してみてはいかがでしょうか。

4

章

「人とのつながり」で脳がよみがえる

「記憶」×「コミュニケーション」

「アフターコロナ」こそ、人とのつながりが大切

脳にとって、会話をするというのは大きな意味があります。会話を交わすことは、脳の言語に関わる領域はもちろん、相手の気持ちを理解したり、社会的判断を行うなど、多くの脳の領域を用いて行うものだからです。

一方、他人と話す機会が減っていくと、使わない神経細胞のネットワークが衰えていってしまいます。社会的に孤立して、他人としゃべらないこと自体が、認知症のリスクになります。また、高齢者に限らず、脳の健康を維持するには、「人とのつながり」が欠かせないのです。

ところが、新型コロナの感染拡大によってステイホームが求められ、なかなか他人とのコミュニケーションがとりづらい世の中になってしまいました。思うように出歩くことが難しくなったり、気軽に飲食にも出かけられなくなったりして、ストレスがたまってしまった人は多いと思います。

これまでも触れましたが、強いストレスを受けているときは、なかなか新しいことをする気持ちになれません。実際に、私もまた新しいことをはじめるよりも、懐かしいものを振り返っている時間が増えたような気がします。

しかし、明けない夜はありません。いつかこのコロナ禍も下火になり、収束していくことでしょう。そのときには、途切れがちになった人とのつながりを再び取り戻すことが大切になってきます。

たまりきったストレスを解消して、心身ともに健康に生きていくためにも、「アフターコロナ」の時代こそ、コミュニケーションが大事になることでしょう。

この章では、人と人とのつながりを中心にして、とくに思い出を共有している人たちとコミュニケーションをとることで「回想脳」をつくる方法について紹介していきましょう。

同窓会

みんなで学生時代の思い出を振り返る

「懐かしい」という思い出を共有している仲間が集まる機会といえば、まず思いつくのが同窓会です。今は新型コロナの影響で開催が難しいかもしれませんが、人がつながりながら昔を懐かしみ、脳を元気にするという点で同窓会が最適です。お互いが共有している記憶の量という点では、同級生以上の仲間はありません。

同窓会で出てくる話でおもしろいのが、それぞれ人の覚えているところが違っている点です。人によって覚えているポイントが違うので、みんなの話を組み合わせることで、ようやく出来事の全体像が見えてくることがあります。

「なるほど、そういう流れがあったから、あんな事件が起きたんだ」

「そうか、あの2人は付き合っていたんだね。どうりで変だと思った」

まるで、推理小説の謎解きができたような爽快感を味わうことができます。これもまた、脳の働きを活発にしてくれることでしょう。

なにより、友人と記憶を幅広く共有できたという意識は、人とのつながりという点でも意義深いものです。それまであまり会っていなかった旧友たちと、同窓会をきっかけにして新たにつながりをもつということもあります。

同窓会というと、「昔話ばかりしてる」「仕事の自慢話を聞かされる」などといって敬遠する人もいますが、出ないうちから嫌がるのではなく、とにかく出席してみて様子をうかがってみてもいいと思います。

実は私自身、最近になって、二十数年ぶりにある同窓会に出席しました。長らく出席していなかったので、「常連たちは仲がよくて、自分だけポツンと取り残されたら嫌だな」と思っていたのです。それでも、あまりにも誘われるので恐る恐る出てみると、そうした心配は杞憂《きゆう》に終わりました。やはり、記憶を共有している仲間はいいものです。昔のことを話していくうちに、いつのまにか気分は学生時代に戻っていました。

同窓会でいいのは、仕事を通じた仲間と違って、損得勘定や利害関係でつながっていないことでしょう。だからこそ、昔に戻って気兼ねなく話ができるのだと思います。

同世代の人たちが集まれる場をつくる

同窓会はいいのですが、しょっちゅう開催できるわけではありません。それならば、その代わりになる場を考えてみてはいかがでしょうか。

例えば喫茶店。マスターが同年代ならば、いろいろと話していくうちに、幼いころや学生時代の話題が出てくるでしょう。さらに、ほかの常連さんたちと会話をしていくうちに、コミュニケーションの輪ができていきます。

私の知人がよく行く喫茶店では、50代から60代くらいの常連さんが夕方になると１人２人と集まってきて、世間話をしているのだそうです。そのなかに、昔の話が好きな人がいて、わざと昔の流行語を使ったり、昔のテレビＣＭの話を持ち出してきたりして、「それ知ってる！」「それは知らない」などと、盛り上がっているといいます。

同世代なら、幼いころに流行したマンガ、アニメ、歌のほか、テレビＣＭ、給食体験なども共通の話題になります。キューになるアルバムや本などを持っていくのもいいですね。

大人の遠足、大人の修学旅行

脳にとっては一石三鳥!?

仲のよかった同級生と一緒に、昔訪れたことのある場所に行くのはいかがでしょうか。学生時代の遠足や修学旅行のルートをたどる「大人の遠足」や「大人の修学旅行」です。3章では、旅行の効用について紹介しましたが、思い出を共有する人と一緒に行けば、思いもひとしおです。

私の世代で学校が本州だった人たちは、修学旅行先は京都・奈良が多かったようです。でも、とくに男性の場合、高校生で京都や奈良のお寺に興味があったという人は、どれだけいたでしょうか。みんなで枕投げをして騒いだり、買い食いした覚えしかないという人もいるようです。

そんな場所に大人になって行って、「昔は全然興味がなかったけれども、この年になってみると、よさがわかる」などという話を聞きます。昔行った場所を再訪し、改めて当時のことを思い出して、友人と語り合うことほど楽しいことはないかもしれません。

神奈川県に生まれ育った知り合いの女性は、コロナ禍が小康状態だったときに、小学校から高校まで一緒の学校だった友人と日帰りで鎌倉に出かけたといっていました。彼女にとって、鎌倉は修学旅行ではなくて、日帰り的な課外授業で出かけるような身近な場所だったとのこと。たくさんの思い出が詰まった旅になったようです。

鶴岡八幡宮の境内に来ると、「そうそう、○○ちゃんがここでハトにエサをやっていたよね」「ああ、△△さんはここで結婚式を挙げたんだっけ」というように、何度も訪れた場所だけあって、次々に思い出話がこぼれ出てきたそうです。

しかも、彼女が誘った友人は、コロナ禍で在宅勤務になり、ずっと家に引きこもっていたとのこと。かなりストレスがたまっていたようで、いい気晴らしになったことでしょう。

鎌倉というと、歴史的ノスタルジアが思い浮かびますが、それに個人的ノスタルジアが加わるというのは、非常にうらやましく思いました。最高に幸せな体験だったと思います。テレワークでストレスに満ちていた女性はもちろん、一緒に付き合った彼女の脳も元気になったに違いありません。

大人の遠足や大人の修学旅行のように、思い出を共有している人と一緒に旅をすることは、ノスタルジアの感情が湧き出てくることに加えて、気兼ねなくおしゃべりをすることで脳が活性化し、あちこちを歩くことで体も健康になるなど、その効果は一石二鳥にも三鳥にもなります。

アルバム

思い出を共有している人と一緒に見る

多くの人にとって、過去の記憶をもっとも多く共有しているのは親でしょう。親が健在ならば、昔の話を徹底的に聞いてみるのも、いい「回想脳ワーク」になります。

とはいえ、ただ思いつくことを話し合うだけでは、手がかりが限られてしまいます。話を進める小道具としてアルバムを活用してみてはいかがでしょうか。思い出を共有している人と一緒にアルバムを見ると、話はどんどん広がっていきます。

もしかすると、古いアルバムには自分の知らない遠い親戚や親の知人が写っているかもしれません。それがどんな人で、どういうときに撮ったものかを聞いてみることをおすすめします。

幸い、私はまだ両親が健在ですが、親を亡くした方からは、「親が生きているうちに、もっといろいろな話を聞いておけばよかった」ということをよく聞きます。

親がいなくなったら、アルバムに写っている人の何人かは、永久に誰なのかがわからなくなってしまうかもしれません。

「うちの親は、いつも同じことばかり繰り返してうんざり」という人がいるかもしれませんが、昔話は親にとっても子にとっても大切です。

1章で回想法の説明をしましたが、話をすることと同時に、その話を親身になって聞くこともまた、認知症のリスクを減らしたり、進行を抑える効果があるのです。

「あとでする苦労より、今の苦労」

これは知人から聞いた言葉ですが、あとになって介護で苦労しないためにも、今苦労しておきましょう、という意味です。まさに至言だと思います。

親が認知症になってしまったら介護が大変です。施設にお願いするにしても、面倒な手続きや金銭の負担が必要になります。そんな苦労をあとでするよりは、少しくらいおっくうでも、親の長話に付き合う程度の苦労は我慢して認知症予防に努めたほうがずっといいですね。

いつも同じ話ばかりになってしまうのは、同じ環境で同じように話を聞いているからかもしれません。古いアルバムを持ち出す以外にも、ときには場所を変えたり、聞くタイミングを変えたりするのも１つの方法だと思います。

親が元気ならば、小旅行やドライブに一緒に出かけてみたり、たまにはしゃれたレストランに誘ってみて、そこで昔の話を聞いてみるのもいいと思います。それまで知らなかった意外な事実が飛び出てくるかもしれません。

昔の話を聞いて懐かしむことで、親が元気になり、聞いている人も元気になれば、これほどいいことはありません。

アフリカの言い伝えで、「老人が１人亡くなると、図書館が１つなくなったのと同じ損失になる」と聞いたことがあります。私も同感です。親が生きているうちに話を聞いておくことは、後世に記録を残しておくという意味でも、非常に大事だと思います。

父から聞いた昔の旭川の風景

私は、旭川の実家のまわりのことを、父や、以前は祖母から聞くのが楽しみでした。

私の父は、祖父母に連れられて１９５０年ごろに根室から旭川にやってきました。当時の話を聞くと、本当に今では考えられないようなことばかり。例えば、現在はびっしり家が建てられている区画には当時まったく家がなく、そのとても広い区画には斜めに横切れる草むらのなかの道が１本あって、路面電車の駅から家までその道を通って帰ってきたといいます。話を聞いたときは本当に信じられなかったのですが、その時代を少しでも感じたくていろいろと調べてみると、そのころの航空写真が見つかり、確かにその通りだったとわかり、とても驚きました。

ちなみに、その航空写真とは、国土地理院の「地図・空中写真閲覧サービス」(https://mapps.gsi.go.jp/）というサイトのものです。ここでは１９５０年ごろから最近までの航空写真を見ることができます。これもまた、地図やストリートビューなどと同様に、昔を懐かしむツールの１つになるでしょう。

とくに有料版は高画質なので、思い出す手がかりも非常に多くなります。昔の庭を見て「ここで昆虫採集したなあ」とか、近所の大きな木を見て「そういえばこの木は本当に幹が太かった」「この木の近くでクワガタを採ったっけ」といった思い出がよみがえってきます。

地図には、友人の家や学校も載っています。「ここは○○君の家だ」とその友人のことを思い出したり、学校の校舎を見て「1年生のときの教室はこのへんだったなあ」「ここが音楽室だったなあ」「校庭の半分埋まったタイヤでよく遊んだなあ」などなど、自分でも驚くほどいろいろな記憶が次々とよみがえってきて、これを見ているだけで何時間も思い出に浸れます。

親と離れて生活している人は、帰省した折にそうした話を聞いて、コミュニケーションをとるといいと思います。

新型コロナが心配でなかなか会うことができないというならば、ネットを活用したビデオ通話で顔を見ながら話すことをおすすめします。電話でもいいのですが、画面越しとはいえ、顔を見て話したほうが心理的な距離ははるかに近くなります。また、メールだと情報量が限られてしまいますし、年配の方だとうまく操作できないというデメリットがあります。脳医学的にも、たとえリモートでも顔を見ながらのコミュニケーションは脳の健康維持に有用との報告もあります。

文字よりは電話で、電話よりはビデオ通話がおすすめです。オンラインでのつながりは、ぜひ活用してほしいと思います。

孫の力も借りて新しい話題を用意する

親に昔の話を聞くことは大事なのですが、1つだけ頭に入れておいていただきたいことがあります。この本では、昔を懐かしむ感情が脳を活性化すると書きましたが、それにはちょっと条件があるのです。

いつもいつも代わりばえのしない同じ話をしていては、だんだん脳が慣れてきてしまい、活性化してこなくなる可能性があるのです。1章では、昔を懐かしむことで脳の血流が増えるという研究結果を紹介しましたが、同じネタばかりでは、しだいに血流は増えなくなってしまいます。

なぜなら、脳をしっかり使わなくても、すぐに答えが出てきてしまうからです。いわば、脳が省エネモードに入ってしまうわけです。

一般的な仕事を思い浮かべても理解できるでしょう。慣れない仕事をするときは、1つひとつの作業に集中して、脳をフル回転しながら進めていきます。しかし、やがてその仕事に慣れてくると、脳をフル回転させなくてもできるようになります。

いわゆるルーティンワーク化するわけです。同じルーティンワークでも、仕事に慣れるのならいいのですが、脳の働きが慣れて活性化できなくなってはおもしろくありません。

そこで、親の脳の活性化を願うなら、ちょっと親を考えさせる質問を用意しておきましょう。

もし、親の話がマンネリ化してきたら、話題を外して別のことを聞くというのがいいかと思います。

「ところで、そのころ、近所にはどんな人が住んでいたの？」

「当時は、みんなどんなものを食べていたの？」

これはあくまでも一例ですが、こうした質問をいくつか前もって用意しておくといいと思います。話したことのない話題ならば、懸命に思い出そうとして脳の血流が増えていくことでしょう。

もし、お子さん（つまり、親にとっては孫）がいれば、代わりに聞いてもらうのもいいと思います。あまり話したことのない孫ならば新鮮な質問も思いつくかもしれませんし、親にとっても孫の質問とあれば、それこそ懸命に考えてくれるはずです。

現物のアルバムの代わりにＳＮＳを活用

家族だけでなく、記憶を共有している友人たちと、一緒にアルバムを見ながら語り合うのも、もちろんいいことです。コロナ禍では、なかなか旧友と会えないかもしれませんが、機会がきたらぜひやってみてほしいと思います。中学や高校時代の修学旅行の写真や卒業アルバムを見ていけば、いくらでもエピソードが出てくることでしょう。

もっとも、最近は写真アルバムというのを、あまりつくらなくなってしまいました。過去につくったアルバムも、押し入れの奥にしまい込んであるかもしれません。

その代わりの役割をはたしているのがフェイスブックやインスタグラムなどのＳＮＳでしょう。友人同士でグループをつくることができますので、ときどき昔の写真を持ち出してくれれば、いい話題のネタになるはずです。

写真が思い出のキューとなって、「そういえば、○○くんは、あのときに池に落ちて泥だらけになったよね」「先生に怒られて大変だった」というように、芋づる式にどんどん話が盛り上がっていきそうです。

また、フェイスブックやインスタグラムでは、「1年前、2年前……5年前、あなたはこんな写真を撮りましたね」といったメッセージが個人的に届くことがあります。

もし、その写真について思い出を共有している友人がいるようであれば、それをシェアしたりメッセージで送ったりするといいと思います。「懐かしい！　あのときは楽しかったね」といった反応が返ってくるでしょう。現物のアルバムがなくても、ＳＮＳで回想することは十分に可能です。

本当ならば、実際に顔を合わせてコミュニケーションをとるのが理想ですが、コロナ禍ではそうはいきません。アフターコロナになっても、仕事が忙しい人たちが一堂に顔を合わせるのは簡単ではないでしょう。

次善の策として、場所と時間を問わずにコミュニケーションをとれるＳＮＳは、積極的に活用していいと思います。

ところで、写真、本、映画、テレビ番組など、懐かしさのキューとなるものの多くは、これまでは時間が経つにつれて失われていくことが多くありました。自分にとって大切な懐かしい映画があっても、映画館で上映されることもテレビで放映されることもなく、自分の記憶に残すしかないというのが当たり前でした。昔の本や雑誌を買おうと古書店を探し回ると、運良く見つかったとしてもずいぶんな高値がつけられていることもあります。

ところが、インターネットの発達によって、昔の映像や画像、個人のコレクションが公開されるようになると、そうした苦労もかなり減ってきました。さらに、同好の士とネットを通じて簡単に知り合えるようになるなどというのは、本当に驚くべき変化です。昔を懐かしむことが手軽にできるようになったのは喜ばしい限りです。

過去のテレビ番組

「回想脳」づくりに役立つサービスもある

昔を懐かしむ恰好のツールの1つは、過去のテレビ番組です。なかでも、膨大な映像を記録しているＮＨＫでは、過去の番組やニュース、日本各地の話題などＮＨＫアーカイブスの一部を、「回想法ライブラリー」（https://www.nhk.or.jp/archives/kaisou/）として公開しています。

回想法ライブラリーは、「むかしの家」「むかしの暮らし」「むかしの番組」「むかしの日本各地」「むかしの道具」「むかしの歌と音色」などのメニューで構成されており、パソコンやスマホで無料で見られるようになっています。

例えば、「むかしの家」メニューを選択すると、昭和初期、昭和中期の典型的な木造家屋の居間や台所、そして横町の風景を３６０度ぐるりと見わたすことができ、まるでその時代に戻ったかのように感じることができます。

また、「むかしの番組」では、１９４０年代から１９９０年代までのニュースや紀行番組、報道番組、歌番組、朝の連続テレビ小説などの懐かしい番組を観ることができます。

とくに私の印象に残っているのは、「むかしの番組」の１９７０年代に収められている『新日本紀行』です。日本各地の暮らしや風土を取り上げた番組の内容もさることながら、あのテーマ音楽が忘れられないという人は、私以外にも同年代の方々に多いのではないでしょうか。

作曲家であり、シンセサイザー演奏家の世界的な先駆者として知られる冨田勲さんによるテーマ音楽は、まさに日本人の心に沁《し》みるメロディでした。今も、そのメロディを聴くと、画面に映し出された素朴な日本の風景とともに、当時私が暮らしていた家の間取りや家族の様子までがありありと脳裏によみがえってくるのです。

コラム

ヒット曲を聴くと「懐かしさ」がよみがえる理由

香りによって昔のことが一瞬でよみがえることはすでに触れましたが、嗅覚とともに直感的な感覚である聴覚も、過去の記憶に直結しています。

学生時代によく耳にしていたヒット曲は、たとえ「大好き」とまでいえなくても、繰り返し流れてくることで、単純接触効果によって懐かしさを感じるというメカニズムがあります。今はコロナ禍で難しいのですが、同世代の知人とカラオケに行くことは、お互いにコミュニケーションをとりながら懐かしさを感じるためのいい方法だと思います。

また、本文では、ＮＨＫの『新日本紀行』のテーマ音楽を聴くと、当時の家の情景が思い出されると書きましたが、もう1つ私の印象に残っている番組が、日本テレビ系列を中心に放送されていた『すばらしい世界旅行』でした。アジアやアフリカ、南米の知られざる土地を取り上げた内容が素晴らしく、指揮者の山本直純さん作曲によるテーマ音楽は、幼い私の知的好奇心を刺激するうきうきとしたメロディでした。先日、ネットでその音楽を聴いてみたところ、放送日である日曜日のわが家の様子がパッとよみがえってきたのには自分でも驚きました。

5章

「回想脳」が生きる力を引き出す

脳の健康と「幸せ」の関係

「今」もやがては「過去」になる

この本では「過去を振り返る」ことをすすめてきました。しかし、「今」もいずれは「昔」になります。現在、自分が経験していることは、やがて過去の思い出の1つとなるわけです。

将来になって「現在」を思い出したとき、きちんと印象に残っているかどうかは、今をどう生きているかにかかっています。現在をしっかり生きていれば、将来になって振り返ったときに、懐かしい過去として脳によみがえるでしょう。そして、未来の自分が過去を懐かしがることで脳が活性化すれば、認知症になるリスクを下げ、高齢者になってもいきいきと楽しく過ごすことができるのです。

それには、現在において、「これは未来の自分にとって、懐かしく思い出すだろうなあ」と感じるに違いないことをするのが大切です。いわば「先取りノスタルジア」として、ノスタルジアを感じるであろう行動を、先取りして行おうというわけです。

「先取りノスタルジア」をつくるには、ただ漫然と時間を過ごしていくのではなく、知的好奇心をもちつつ、一瞬一瞬を楽しんで大事に生きること。そして、それが自分の人生にとってどういう意味をもつかを考えることが重要なポイントです。

「先取りノスタルジア」は、未来の自分が幸福に生きるための先行投資といってもよいでしょう。現在を楽しんで生きることが、幸福をもたらす貯金になるのです。

未来の自分のために日記をつける

「先取りノスタルジア」の一環として、日記をつける習慣はおすすめです。「今」の記録を残すことで、やがてはそれが「昔」を懐かしむためのキューになるからです。日記をつけ、折に触れてそれを読み返すことで「回想脳」がつくられて、それが未来へと向かう力を引き出してくれます。

日記と聞くと、「何度も三日坊主で終わってしまった」「だんだん面倒くさくなるんだよね」という反応をする人が多いかもしれません。

しかし、何もしっかりとした文章を残す必要はありません。ちょっとした日々のメモを手帳に残すだけでもいいのです。

「午後4時から銀座の喫茶店に行って、○○さんと会った」

「午前10時ごろから2時間ほど、金沢の繁華街を散歩した」

こんな程度のことだけでも書いてあれば、何年かのちにそれを見たときに、思い出すヒントになります。

分厚い日記帳を買ってきて、「さあはじめるぞ！」と思うと、どうしても途中で息切れしてしまうものです。その点、手帳にメモをする程度なら、今日からでもできるでしょう。

実際、何年も前の私の手帳を見ると、ああこんな仕事をやっていたんだ、こんなところに出かけていたのかと、懐かしく感じます。ときには、名前を見ても思い出せない人が出てきますが、そんなときに懸命になって思い出そうとするのも脳の活性化に役立ちます。

もし余裕があれば、そのときに感じたこと、印象に残ったことをメモするのもおすすめです。

「東京では久しぶりの大雪。交通機関がストップした」

「新幹線から見た富士山に、きれいな笠雲がかかっていた」

「○○さんはおとなしい人だと思っていたけれど、今日会ってみておもしろい人だとわかった」

このくらい具体的なことが書いてあれば、何年か経って見返したときに、そのときどきの場面がいきいきとよみがえってくるはずです。

現在では、Googleカレンダーのようなデジタルツールに予定を書き入れている人が増えていると思います。もちろん、そうしたデジタルツールの記録を見るだけでも、思い出すきっかけにはなります。

ただし、Googleカレンダーの場合、データが残る期間に限りがあるのが難点です。何年かすると、入力した内容が消えてしまうので、やはりアナログの手帳がいいでしょう。

「旅行に行った」だけで終わりにしてはもったいない

旅行に出たときは、そのコースをメモ帳や手帳に書くことも、「先取りノスタルジア」の要素になります。もちろん、旅の写真や情報を1冊にまとめたアルバムをつくればそれに越したことはありませんが、旅から帰って来たら仕事や家事で忙しく、そんな余裕はないという人が多いことでしょう。

それならば、メモ帳や手帳でも十分です。宿泊したホテル、利用した交通機関や乗り降りした駅の名前、出発・到着の時刻、ランチや夕食をとった店の名前や価格などを書き込んでおきましょう。

もちろん、食事やホテルの感想などがひと言入っていれば完璧です。とにかく、記憶が薄れないうちに、なるべく具体的なことを書き留めておくことが大切。できれば、旅をしながら、空いた時間に書き留めるのがいいと思います。

また、3章では、かつての旅行ルートを地図に描くことを紹介しました。これは、「先取りノスタルジア」に有効です。旅行だけでなく、出張や散歩も紙の地図やGoogleマップにルートを描いておけば、あとで振り返るときに、さまざまなキューとなります。

旅行といえば、お土産も大事な「先取りノスタルジア」の要素です。お土産といっても、ここでは将来の自分に対するプレゼントと考えるといいかもしれません。何年、何十年経っても旅の楽しさを懐かしく思い出せるための手がかりです。

自分に対するものですから、金額が高くなくてもいいのです。むしろ、安価でかさばらないものがいいでしょう。

私が若いころに流行っていたのはキーホルダーでした。それぞれの観光地や地域の特徴を表しているのが楽しくて、いつも旅先の土産物店でご当地キーホルダーを買っていたものです。今でも大切にしまってあって、それらを見るとそれぞれの旅行のエピソードを思い出します。

少し前ならば、携帯電話のご当地ストラップがそれに当たるでしょう。ご当地耳かきもよく見かけたものです。

私より上の世代だと、ペナントを買って部屋に飾っていた人がよくいました。「あんなものを買ってきたって邪魔になるだけだ」という人もいましたが、そこには思い出というプライスレスの価値があるのです。

また、旅行に行ったら、その土地でしか味わえないものを食べるのも、いい思い出になります。いつでも食べられるというものではないので、たまに口にする機会があると、その旅のことを思い出します。

ＳＮＳは絵日記代わりに使える

小学校のときに、絵日記というのがありました。スマホで撮った写真を絵の代わりにして、絵日記ならぬ写真日記をつくるのもいいと思います。いつでもどこでも簡単に写真が撮れて、そのまま残せるのですから、ずいぶん便利な時代になりました。

よく考えれば、写真にコメントをつけると、そのままＳＮＳに投稿できます。実際に日記代わりにＳＮＳを使っている人も少なくないようです。

もっとも、ＳＮＳで写真やコメントをアップすると、どうしても人に「いいね」をもらいたくなるというのが人情です。しかし、それが目的になっては、他人への承認欲求になり、他人の評価を意識した写真や文章になりがちです。

あくまでも、「先取りノスタルジア」のキューにするのが目的ですから、思い出すきっかけに記録するのが先決です。それを、ほかの人がたまたま目にして、「いいと思ってもらえれば十分」くらいのスタンスがいいと思います。

とにかく記録することを考えましょう。純粋に記録をとっておくためにＳＮＳを使うのならば、その記事は友人にも公開しないで、自分しか見られない設定にしておくという手もあります。

ところで、スマホやＳＮＳが発達したおかげで、同級生とは学校を卒業しても常につながっていられるようになりましたし、旅先で出会った人の消息もすぐにわかるようになりました。それは非常に素晴らしいことだと思います。

しかし、その一方で、懐かしさを感じるための「空白期間」が短くなるという現象も起きてしまいました。

昔は、海外の旅行先で会った人とは、二度と会うということはまずありませんでした。まさに一期一会です。せいぜい、現地で住所交換をした人と、手紙のやりとりを２、３回するという程度だったのではないでしょうか。

そんな人と10年ぶり、20年ぶりの空白期間を経たのち、顔を合わせたり、年賀状がきたりするから、「懐かしい」と感じたわけです。あるいは、そのまま会えずに当時のことを思い出して、「懐かしい」と感じたこともありました。いずれにしても、1章で説明したように、「懐かしさ」の必要条件としての空白期間が存在したわけです。

ところが、今ではＳＮＳの情報を交換すると、たとえ相手が何千キロも離れた国に住む外国人であっても、間断なく情報がやりとりできるようになりました。それ自体はもちろんいいことではあるのですが、空白期間が生じない結果、懐かしさを感じにくい時代になってしまったような気もします。

もっとも、そうはいっても、同じ教室で何年も過ごしたり、海外の小さな田舎町で出会ったりといった事実はかけがえのない体験です。けっして戻すことはできません。人と人はＳＮＳでつながり続けても、当時過ごした校舎や出会った町並みというのは再現できません。ＳＮＳの普及によって、ノスタルジアの質が多少変わることはあっても、昔を懐かしむ心は変わらずに残っていくでしょう。

なんの変哲もない風景も、思い出の情景になる

町の再開発によって、見慣れた風景があっというまに過去のものになることがあります。

そこまで劇的な変化ではなくても、古い建物が取り壊されたり、なじみの店が廃業をする

ことで、いつも目にしていた風景が、ある日突然消えてしまうことがあります。
そんなとき、「ああ、写真を撮っておけばよかった」と思った経験が、私には数えきれないほどあります。

どんな新しい風景であっても、未来永劫に変わらない風景というものはありません。なんの変哲もない見慣れた風景も、いつか必ず思い出の風景になります。

そう思うと、見慣れた風景も「先取りノスタルジア」として記録しておくことは大事です。2章では、取り壊し直前の実家の写真を隅から隅まで撮ったことを書きましたが、自分が住んでいる町の写真もぜひ撮っておきたいものです。

私は、子どものころは鉄道が好きで、よく車両の写真を撮っていました。とはいっても、旭川ですから東京や関西とは違って、車両のバラエティはありません。電車や電気機関車の種類にも限りがありますから、貨車を撮っていたのです。

とくに気に入っていたのが、工場や市場に向かう引き込み線にとまっている貨車でした。材木を積んだ屋根のない無蓋車をはじめ、タンク車、冷凍車、コンテナ車などがありました。当時の引き込み線は柵も踏み切りもなく車両に触り放題で、それを見ても誰も怒ることはなかったのです。

今では引き込み線がすべて道路に代わり、トラック輸送になっています。そして、私にとって引き込み線の風景こそが、「なんの変哲もない見慣れた風景」であったと同時に、二度と見ることのない懐かしい風景になったのです。

撮った写真はいつのまにか散逸してしまいました。ネガが残っていれば貴重だったのにと思うと残念でなりません。

10年後に「懐かしさ」を味わうために、今シャッターを押す

町並みの写真は、懐かしさを味わうキューが満載です。3章では、同じ地点で「過去」と「現在」の写真を比較する「定点写真」の楽しみについて紹介しましたが、それをちょっと応用してみましょう。

その「過去」と「現在」の時間をずらして、「現在」と「未来」を比較する定点写真を目指すのです。つまり、10年後、20年後に、定点写真の「過去」に当たる写真を撮っておこうというわけです。

そのためには、将来の自分の目で、「懐かしいなあ」と感じられるような写真を撮ることが必要です。

といっても、芸術写真を撮ろうという難しい話ではなくて、先ほど書いたような「なんの変哲もない見慣れた風景」を記録しておくのです。

私は、家のまわりの写真を無性に撮りたくなるときがあります。自分でもなぜ撮るのかわからず、「こんな風景はおもしろくもなんともないし、あまりに日常的だ」と思っているのですが、もう１人の内なる自分が「ひょっとして、10年後にはとても懐かしくなるかもしれない」といっているのです。

こんな気持ちを理解してくれる人はいるのかなと思っていたら、最近になって、そうした私の気持ちを１冊にまとめたような本と出会いました。『定点写真でめぐる東京と日本の町並み』（青春出版社）という本です。その本には、著者が若かった１９７０年代から１９９０年代にかけて撮った、まさしく「ありふれた町の風景」が全国47都道府県で２００箇所以上掲載されていました。

著者の方に話を聞いたところ、私と同じく、日常の風景が、少しずつ変わっていくことを惜しく感じていたとのこと。だからこそ、望遠レンズでも超広角レンズでもなく、目で見たアングルで自然に撮られているのだなと納得した次第です。

昔の写真には、今では懐かしくなった商店街の賑わい、路面電車、バキュームカー、古い広告、電信柱、スクーター、昔のファッションなどが写っています。でも、当時はそれは「ありふれた町の風景」に違いなかったはずです。

そう考えれば、今のありふれた風景を、目に映ったままに撮っておくことがいかに大事かがわかります。それがまさに「先取りノスタルジア」です。そうすれば、将来懐かしい気持ちで見返すときがくるはずです。そして、その写真と同じ場所で、10年後、20年後に定点写真を撮ってみてはいかがでしょうか。

旅先や家の周囲で記念写真を撮るのもいいのですが、それに加えて、毎日目にしていた近所の家並み、よく買い物に行く商店街、いつも利用している駅やバス停なども撮ってみましょう。デジタルカメラの時代になり、昔と違って撮影枚数をほとんど気にしないで撮れるようになったのはうれしいことです。

今日を楽しむことが「回想脳」をつくることにつながる

写真やメモはあればいいのですが、それらはあくまでもノスタルジアを感じるためのきっかけです。一番大切なのは、今を楽しみ、今を大事に生きることです。それさえできれば、今の生活や生き方が、未来の自分にとって懐かしい思い出となるはずです。

私は東京人ではないので、残念ながら東京にはまだ懐かしさを覚える場所がほとんどありません。

しかし、20年後の自分から見たときに、「あのときは楽しかったな」「頑張ってやっていたな」と懐かしく思い出すキューをつくりたいので、仕事の合間を見ては東京のあちこちを散歩しています。

先日は、地図を片手に、昔の情緒が残る台東区の谷中のあたりを家族で散歩してきました。森鷗外旧居跡などもあって、歴史的ノスタルジアに触れることができましたが、この散歩そのものが何年後かには個人的ノスタルジアになるのかなという意識もしていました。

そんな意識をもっていると、ただぼんやりと歩いているのではなく、目に映るもの１つひとつがいとおしくなります。また、家族で揃って元気に歩くことの大切さも実感できます。

今を大事にすることが、「回想脳」をつくることにつながるということが身に沁みて理解できたひとときでした。

脳と体の若返りを実証したある実験

ノスタルジアを感じることが、脳や体に大きな効果があることは、２０１７年に発売され、アメリカでベストセラーになった『Brain Rules』（邦題：『ブレイン・ルール　健康な脳が最強の資産である』）でも紹介されています。

脳を若く保つための10のルールを紹介したこの本のなかでは、ハーバード大学の研究者エレン・ランガーによる過去の振り返り実験を通じて、心身ともに元気になった70代後半から80代前半の高齢者の男性８人の姿が取り上げられています。

「もしあなたが、120時間前、つまり5日前の彼らを見たら、とても同じ人々とは思えないだろう。120時間前の彼らは足を引きずり、目も耳も記憶力も衰え、杖なしでは歩けない人もいた。数名は、スーツケースを部屋まで運ぶことができなかった。」

そんな人たちが、5日間の「合宿」によって、様変わりします。

「彼らは見るからにしゃんとした。握力が強くなった。物を器用に扱えるようになった。動きがスムーズになった（なにしろ、タッチフットボールをしたのだ！）。聴力が向上した。視力も同様。そう、視力まで向上したのだ。

また、彼らの会話を少しでも聞けば、脳でもドラマティックな変化が起きたことがわかる。実験の前と後で行ったIQテストと記憶力テストがそれを裏づけた。この素晴らしい発見を讃えて、以来、ランガーの実験は『心の時計の針を巻き戻す実験』と呼ばれてきた。」（『ブレイン・ルール　健康な脳が最強の資産である』ジョン・メディナ著、野中香方子訳、東洋経済新報社）

１２０時間にわたる合宿では、過去を振り返るだけでなく、食事や運動に気をつける、上質な睡眠をとる、マインドフルネス（瞑想《めいそう》の一種）を行う、読書やコミュニケーションの時間をとるなど、ライフスタイル全体の見直しをしていますが、そのなかで重要な位置を占めたのがノスタルジアを大切にするということでした。

被験者が若かったころの小道具や雑誌に満たされた部屋で過ごしてもらい、当時の音楽やニュースに触れながら、みんなでグループ交流をして語り合い、娯楽を共有する、まさにこの本で紹介してきたような「回想脳ワーク」によって、脳も体も元気になったのです。

思い出の品に囲まれた部屋をつくる

ノスタルジアに満たされた部屋を、前出の『ブレイン・ルール』の著者は「追憶の部屋」と呼んでいます。昔を振り返ることで脳や体を元気にするために、懐かしい品々に満ちた部屋をぜひつくりたいものです。

私は、仙台の家の書斎をそのまま追憶の部屋にしています。昔の本、昔のミニカー、昔の時計、昔のパソコンを置き、仕事に疲れたときは、そうした品々を眺めるようにしています。そうすることで気分がリフレッシュして、また仕事に取り組もうという気持ちになるのです。

とはいえ、日本の都市圏の住宅事情では、追憶のために一部屋を確保するのは難しいと思います。そこで、書斎や仕事部屋の一部分に懐かしいものを置き、「追憶の空間」をつくってみてはいかがでしょうか。それも無理ならば、どこかの部屋の1畳分でもいいので、月替わりくらいで懐かしいものを置いて楽しむのもいいと思います。

実家がある人は、そこに追憶の部屋を設けるといいでしょう。実家には、自分が使っていた部屋がそっくり残されているケースも多いでしょうから、その部屋を「追憶の部屋」にするのです。

大きなステレオを置いて、好きだったＣＤやＬＰレコードを聴くのもいいと思います。昔のオーディオは、大きなアンプ、レコードプレーヤー、カセットデッキ、スピーカーなどがあって、場所をとりました。誰も住んでいない実家の部屋ならば、気兼ねなく場所を占有して、クラシックでもジャズでもポップスでも、そこそこ大きな音で聴くことができるでしょう。

そして好きなＬＰレコードのジャケットを壁に立てかけておくのも、昔のジャズ喫茶みたいで懐かしく感じます。棚には昔使っていたカメラ、読んで気に入った本、自分が組み立てたプラモデルなどを、目につくように置くといいと思います。

もちろん、部屋に余裕がないとできないことではありますが、「この部屋（空間）があることで、リフレッシュしてまた頑張ろうという気持ちになれるんだ」ということを家族にも理解してもらい、小さくてもそこにいるだけで「回想脳」がつくれるようなスペースを持つことをおすすめします。

「自分は幸せ」と思っている人は長生きする

昔を振り返ることで私が強く感じるのは、今の自分と昔の自分がつながっているということです。そして、幸せだった時代を懐かしみ、それが今の自分の基礎になっていると思うと、その考えが自分をポジティブにしてくれます。

あくまでも私の主観ですが、たくさん過去を振り返る人ほど、「自分はこうして生きてきたんだ」「いろいろな経験を経て今の自分がある」というように、現在の自分のあり方や価値観をポジティブにとらえることができて、結果的に幸せな気持ちになるような気がします。

毎日ささやかながら幸せだと感じられる人と、そうでない人とをくらべてみると、長い年月でずいぶん差が出てくるのではないでしょうか。

実際に、そうした主観的幸福感があることで、病気になりにくく、寿命が延びるという研究も数多くあります。

アメリカのケンタッキー大学のデボラ・ダナー教授らが、全米各地の１８０人のカトリック修道女の自叙伝を検証した興味深い研究結果があります。

自叙伝には、彼女たちが修道院に入るまでの人生が綴《つづ》られていました。自叙伝が書かれたときの平均年齢は22歳で、その約60年後の彼女たちを追跡調査したのです。

すると、ポジティブで明るい内容の自叙伝を書いていた修道女は、ネガティブで暗い自叙伝を書いていた修道女にくらべて、平均で10年も長生きしていたことがわかったのです。

幸せと感じることで健康になれるというのは、生理学的にも説明がつきます。

まず、日々ささやかながら幸せと感じることで、ストレスのレベルが下がります。すると、ストレスホルモンと呼ばれるコルチゾールの分泌が減り、自律神経のうち、交感神経系の興奮が抑えられます。結果的にもう一方の副交感神経が優位となり、体がリラックスの方向に向いていきます。

それによって、生活習慣病である高血圧や糖尿病などのリスクを下げ、結果的に余命が延びるわけです。また、動脈硬化の進行を遅らせることで、将来の認知症リスクも下がっていきます。

ですから、ほんの少しでもいいので、日々楽しいと感じることが、脳や体の健康にとって非常に大切なのです。懐かしさを感じることで幸せになり、健康になればこんないいことはありません。いってみれば、自分自身で健康になれる最高の薬ではありませんか。

人は年をとるほど幸せになれる!?

ドイツの文豪ゲーテの作品に、『若きウェルテルの悩み』という小説があります。

主人公のウェルテルは、婚約者のいるシャルロットという女性に恋をするのですが、そのかなわぬ思いに絶望して最後には自殺してしまうという話で、今の私のような年齢の人間からみれば、「なぜそんなことで自殺をするんだ」といいたくなってしまいます。

考えてみれば、よくも悪くも悩みは若者の特権かもしれません。『若きウェルテルの悩み』だからサマになっているのであり、『老いたウェルテルの悩み』では誰も読む気にならないでしょう。

確かに、私も若いころは不安や悩みにさいなまれた時期もありました。しかし、年を重ねるにつれて、仕事や人間関係などの具体的な悩みはときにあるものの、若いときのような漠然とした不安や悩みは消えていきました。

どうやら、これは脳の働きと関係があるようです。雑誌『プレジデント』に「高齢者のほうが若年層よりものの見方が前向きになる」としてこんな記事が掲載されていました。

「高齢者は若年層より物の見方が前向きになることも南カリフォルニア大学の研究が証明している。高齢になると情動反応を司る扁桃体がネガティブな刺激に反応しにくくなるのだ。また40歳を過ぎた頃からネガティブな記憶よりポジティブな記憶のほうが増え、その傾向は80代まで続く。つまり感情に左右されにくく、ストレスに強くなるということだ。」
（『プレジデント』2020年9月4日号、プレジデント社）

もう1つの理由として、「予期不安」が減るということも関係しているかもしれません。若者は人生経験が少ないために、ある出来事があったとき、その結果がどうなるのか見当もつかずに不安になることがあります。それに対して、年を重ねて経験を積んだ人間は、起こりうる事態の想像がある程度つくために不安が減るというものです。

入学試験や就職試験というのは、そのいい例でしょう。受験生にとってはまったく未知の世界であって、「何があるんだろうか」「落ちたらどうしよう、どんなことになってしまうのか」と不安だらけです。

ところが、ひと通りそうしたことを経験した私のような年代では、入試も受験勉強も就活もどんなものかがわかってきています。万一落ちた場合でも、落胆こそすれ、もう人生はおしまいだとは思わないでしょう。

いってみれば、年をとるほど予期不安が少なくなり、人間は幸せになりやすくなるわけです。

入試の失敗は受験生にとっては人生の一大事ですが、私の年代になって思い返してみると、そこでの1年のブランクは、何十年という人生のなかではたいしたことがありません。むしろ、それを有意義に使えば、いくらでも人生が開けると考えることができます。

このように、どんなに大変なことでも、何十年もしてから振り返ると、なんということのない経験に思えるときがくるでしょう。逆にいえば、苦しくてたまらないと感じている若い人には、ぜひ悲観しないでほしいのです。

つらい思い出をポジティブなものに上書きする

年をとると幸せになると書きましたが、現実には必ずしもそうでないように見える人もいます。

生きている以上、多かれ少なかれ、お金や健康といった不安は出てくるものです。しかし、不安は消そうと思って消せるものではありません。ならば、不安に目を向けるのではなく、幸せに目を向けてはいかがでしょう。その幸せを感じる方法として、「思い出」を使うのです。

とはいえ、「過去は美化されて懐かしくなるというけれど、私にとってはいい思い出がない」という人もいるかもしれません。確かに、基本的に思い出は美化されていく傾向にありますが、ネガティブな思い出ほど、ポジティブになるのに時間がかかるでしょうし、最終的にすべてが美化されるとは限りません。

もちろん、ネガティブな記憶は無理に思い出す必要はありませんが、逆に誰かに語ることでポジティブに変換することは可能です。

実際に、語ることで「あのときはつらかった」というネガティブな記憶を、「そういえば楽しいこともあったな」というポジティブな方向に変えることができるという研究も報告されています。

語ることによって心の痛みを解消していくというのは、普段の生活にも通じることです。そのためには、語り合える人とのつながりが欠かせません。4章では、脳を元気にするためにはコミュニケーションが大切であると書きましたが、ネガティブな感情をポジティブにとらえ直すという面においても、人とのつながりは欠かせないとわかります。

自分で自分を幸せにする、一番簡単な方法

コロナ禍で外出もままならず、人とも会えなかったために、ストレスがたまったという人は多かったと思います。ただ、それは幸せを外に求めようとしていたからではないでしょうか。

友人とおいしいものを食べに行ったり、おしゃれな店でショッピングをしたり、海外旅行に出かけたりと、確かに外に出かけると楽しくて幸せなことはたくさんあります。

ただ、これまで私たちは幸せを外に求めすぎたような気がします。それがコロナ禍で急にできなくなったことで、強いストレスを受けてしまったのです。

しかし、昔を懐かしむことなら自分１人でできます。外に出かけなくても、自分のなかの記憶を呼び起こして自分１人で幸せになれる行為です。いわば、「幸せの自家発電」といってよいでしょう。

ウィズコロナ、アフターコロナの時代に求められるのは、「幸せの自家発電」をする力

ではないかと、私は思っています。

新型コロナが収束しても、以前のような生活に戻れるかどうかはわかりません。ある程度は戻ったとしても、完全に戻るのは難しいのではないかと私は考えています。たとえ今度の新型コロナを克服しても、また別の感染症が蔓延《まんえん》する可能性もあります。自然災害のリスクも増大しています。

これまでは、思ったときにいつでも、時間とお金さえあればどこにでも行けましたが、しばらくは海外旅行にも自由に行けないかもしれません。そんなアフターコロナの時代には、外にだけ幸せを求めるのではなく、自分のなかから幸せな気持ちを引き出すことが大切なのではないでしょうか。

私も、ステイホームを余儀なくされた期間は、仕事が思うように進まず、へこんだこともありました。しかしそんなときだからこそ、意識的に懐かしい音楽を聴いたり昔の写真を見たりすることで「回想脳」をつくり、幸せな気持ちを引き出そうと心がけていました。

もちろん、外に求める幸せをゼロにしろとはいいませんし、私自身もそれはできません。しかし、少なくとも今回のコロナ禍のように、外に幸せを求めることが不可能になっても、自分のなかから幸せな気持ちを引き出すことができるとわかっていれば、もっと人生が幅広く楽しめるような気がします。

メーテルリンクの童話劇『青い鳥』はどなたもご存じでしょう。幸せの青い鳥を探しに出かけたチルチルとミチルは、結局自分の家の鳥籠でそれを見つけました。まさしく、幸せは自分のうちにあるものなのです。

自分のなかに幸せのタネを持っていれば、たとえ移動の自由が制限されようとも、思うように体が動かなくなったとしても悲観する必要はありません。懐かしい音楽を聴き、昔の写真を見て、家族や仲間と思い出を語り合うことができれば、それでまずまず幸せになれるのです。

最後に行き着くのは、「人」との思い出

私はこの本を書くにあたり、ノスタルジアについてさまざまなことを調べ、考えていくうちに、本人でも気づいていない幸せというのが、自分のなかに意外とたくさんあるんだなと気づかされました。

2章で書いたように、私は30代ごろまで天気がいいと家にいられなくてウズウズしていたのですが、その理由がわかりませんでした。それが、昔の昆虫採集のことを思い出した瞬間に、理由がわかり、自分のなかにあった幸せを1つ見つけたわけです。

人の幸せとは、そんなささやかなものの集まりではないかと思っています。しかも、何か形あるものを手に入れたことではなく、自分を幸せな状態にすることに重きを置いたほうが、これからの時代に合っているような気がしています。

そして、そうした懐かしさが最後に行き着く先は、結局は「人」なのだということをしみじみ感じています。私は車が大好きで、思い出の車を中古で探して買ってしまうほどの人間ですが、車だけでなく、一緒に乗った家族や友人のことを思い出すから幸せなのです。貝殻もまた同じです。貝殻が大好きでしたが、そこに母の昔の姿が重なるから、貝殻を見るとより幸せになるのです。

「懐かしさ」という言葉には、必ず人が関係しているからこそ、豊かな気持ちになるのではないでしょうか。それは、昆虫をたくさん集めたときの喜びとは違うものです。そこが、単なるコレクションとノスタルジアの違いだと思います。過去を振り返るよすがとしてのものは必要ですが、それはあくまでも脇役に過ぎないのです。

実際に、社会的に人との交流関係のある高齢者は、そうでない方々よりも認知症リスクが低いといった研究報告もあります。やはりもっとも重要なことは、ノスタルジアを通して人とかかわること、人を思うことなのではないでしょうか。

それが、いつまでも若々しい脳を保つための秘訣なのです。

付録

「回想脳ワーク」におすすめの懐かしアイテム、ホームページ、博物館

ここで紹介しているものは、ほんの一部です。本書を読んで、自分が「懐かしい」と感じるものを探してみてください。それについて調べたり、深掘りしてみることが、懐かしさを呼び覚まし、脳を健康にすることにつながります。

雑誌、ムック

- 『昭和40年男』クレタパブリッシング
- 『昭和50年男』クレタパブリッシング
- 『Nostalgic Hero』芸文社
- 『ハチマルヒーロー』芸文社
- 『Old-timer(オールド・タイマー)』八重洲出版
- 「日本懐かし大全」シリーズ(タツミムック)辰巳出版
- 『別冊ライトニング 80年代モノ アーカイブス』(エイムック 別冊Lightning Vol.218)枻出版社、2019年
- 『平凡Special 僕らの80年代』(マガジンハウスムック)マガジンハウス、2019年

書籍

- 『博物館ななめ歩き』久世番子(著)、栗原祐司(監修)、文藝春秋、2020年
- 『定点写真でめぐる東京と日本の町並み』二村高史、青春出版社、2019年
- 『秘蔵カラー写真で味わう60年前の東京・日本』J・ウォーリー・ヒギンズ、光文社、2018年
- 『東京マニアック博物館 おもしろ珍ミュージアム案内 決定版』町田忍(監修)、メイツ出版、2018年
- 『懐かしの80年代にどっぷりつかる本』話題の達人倶楽部(編)、青春出版社、2004年

ホームページ

◦文化庁　重要伝統的建造物群保存地区一覧

https://www.bunka.go.jp/seisaku/bunkazai/shokai/hozonchiku/judenken_ichiran

文化財保護法による伝統的建造物群保存地区（古い町並み）が一覧になっている

◦公益財団法人　日本博物館協会

https://www.j-muse.or.jp

日本全国の博物館が調べられる

博物館

◦ラジオ・ラジカセミニ博物館

〒204-0022 東京都清瀬市松山1-13-26

http://www.video-koubou-topaz.jp/radio-boombox-mini-museum

70〜80年代のラジオ・ラジカセや、オーディオ・ビデオ機器を集めた私設博物館

◦昭和ハウス

〒518-0877 三重県伊賀市上野下幸坂町1240-2

http://www.ict.ne.jp/~jun-

懐かしい昭和の家電や雑貨、時計などを集めており、小道具として貸し出しも行っている（要問い合わせ）

◦日本自動車博物館

〒923-0345 石川県小松市二ツ梨町一貫山40

http://mmj-car.com

日本最大級の自動車の博物館。懐かしい車がたくさん展示されている

◦ トヨタ博物館
〒480-1118 愛知県長久手市横道41-100
https://toyota-automobile-museum.jp
19世紀末〜現在までの日米欧の車約140台、車にまつわる文化資料約4000点を紹介

◦ 真鶴町立遠藤貝類博物館
〒259-0201 神奈川県足柄下郡真鶴町真鶴1175
https://www.endo-shellmuseum.jp
貝類研究家遠藤晴雄氏が生涯をかけて収集した標本5万点を所蔵している

◦ 蘭越町貝の館
〒048-1341 北海道磯谷郡蘭越町港町1401番地
https://www.town.rankoshi.hokkaido.jp/kainoyakata
世界に生息する貝類、北海道のアンモナイトなどの化石を展示している

◦ 宮古島海宝館
〒906-0101 沖縄県宮古島市城辺字保良591-1
https://kaihoukan.co.jp
全国各地から集められたさまざまな種類の貝が展示されている

【参考文献】

Maria Cotelli et al., Reminiscence therapy in dementia: A review. Maturitas 72, 203-205, 2012.

Kimberley E Stuart et al., A Systematic Review of the Association Between Psychological Stress and Dementia Risk in Humans. J Alzheimers Dis 78, 335-352, 2020.

Cristina M Atance et al., Episodic future thinking. Trends in Cognitive Sciences 5, 533-539, 2001.

Daniel L Schacter et al., Episodic future thinking: mechanisms and functions. Current Opinion in Behavioral Sciences 17, 41-50, 2017.

Wing-Yee Cheung et al., Back to the future: nostalgia increases optimism. Pers Soc Psychol Bull 39, 1484-96, 2013.

David B Newman et al., Nostalgia and well-being in daily life: An ecological validity perspective. J Pers Soc Psychol 118, 325-347, 2020.

Batcho K.I. Personal nostalgia, world view, memory, and emotionality. Percept Mot Skills 87, 411-32, 1998.

Sumantra Chattarji et al., Neighborhood matters: divergent patterns of stress-induced plasticity across the brain. Nat Neurosci 18, 1364-75, 2015.

Wataru Sato et al., Resting-state neural activity and connectivity associated with subjective happiness. Scientific Reports 9:12098, 2019.

Daniel L Schacter et al., Episodic Simulation of Future Events: Concepts, Data, and Applications. Annals of the New York Academy of Sciences 1124, 39-60, 2008.

Oba K et al., Memory and Reward Systems Coproduce 'Nostalgic' Experiences in the Brain. Soc Cogn Affect Neurosci 11, 1069-77, 2016.

Takahashi K et al., The effects of aging on nostalgia in consumers' advertisement processing. Japanese Psychological Research 52, 150–162, 2010.

Zajonc R.B. Attitudinal effects of mere exposure. Journal of Personality and Social Psychology 9, 1–27, 1968.

Barbara B.S. Historical and Personal Nostalgia in Advertising Text: The Fin de siècle Effect. Journal of Advertising 21, 11-22, 1992.

Alan S Brown. A review of the déjà vu experience. Psychol Bull 129, 394-413, 2003.

Erika Dahlin et al., Plasticity of Executive Functioning in Young and Older Adults: Immediate Training Gains, Transfer, and Long-Term Maintenance. Psychology and Aging 23, 720-30, 2008.

Tim Wildschut et al., Nostalgia: content, triggers, functions. J Pers Soc Psychol 91, 975-993, 2006.

Taki Y, et al., A longitudinal study of the relationship between personality traits and the annual rate of volume changes in regional gray matter in healthy adults. Human Brain Mapping 34, 3347-53, 2013.

Denise C. Park, et al., The Impact of Sustained Engagement on Cognitive Function in Older Adults: The Synapse Project. Psychol Sci 25, 103-112, 2014.

A M Tucker et al., Cognitive reserve in aging. Curr Alzheimer Res 8, 354-60, 2011.

Joseph Michael Northey et al., Exercise interventions for cognitive function in adults older than 50: a systematic review with meta-analysis. Br J Sports Med 52, 154-160, 2018.

Kirk I. Erickson et al., Exercise training increases size of hippocampus and improves memory. PNAS 108, 3017-3022, 2011.

Carl W Cotman et al., Exercise builds brain health: key roles of growth factor cascades and inflammation. Trends Neurosci 30, 464-72, 2007.

Bryan D. James et al., Late-Life Social Activity and Cognitive Decline in Old Age. J Int Neuropsychol Soc 17, 998-1005, 2011.

Karen A. Ertel et al., Effects of Social Integration on Preserving Memory Function in a Nationally Representative US Elderly Population. Am J Public Health 98, 1215-1220, 2008.

Gill Livingston et al., Dementia prevention, intervention, and care. LANCET 390, 2673-2734, 2017.

Jack C.R Jr et al., Hypothetical model of dynamic biomarkers of the Alzheimer's pathological cascade. The Lancet. Neurology 9, 119-128, 2010.

Seinfeld S et al., Effects of music learning and piano practice on cognitive function, mood and quality of life in older adults. Front. Psychol, 4:810, 2013.

Joe Verghese et al., Leisure Activities and the Risk of Dementia in the Elderly. N Engl J Med 348,2508-2516, 2003.

Rachel S. Herz. The Role of Odor-Evoked Memory in Psychological and Physiological Health. Brain Sci 6, 22, 2016.

Daniel P. Kennedy et al., The social brain in psychiatric and neurological disorders. Trends in Cognitive Sciences 16, 559-572, 2012.

Hiroko H. Dodge et al., Web-enabled conversational interactions as a method to improve cognitive functions: Results of a 6-week randomized controlled trial. Alzheimer's & Dementia 1, 1-12, 2015.

Martha Ann Martin et al., Recall of early childhood memories through musical mood induction. The Arts in Psychotherapy 24, 447-454, 1997.

M D Schulkind et al., Music, emotion, and autobiographical memory: they're playing your song. Mem Cognit 27, 948-55, 1999.

Bruno S. Frey. Happy People Live Longer. Science 331, 542-543, 2011.

Mara Mather et al., Amygdala responses to emotionally valenced stimuli in older and younger adults. Psychol Sci 15, 259-63, 2004.

Taylor A. FioRito et al., Is Nostalgia a Past or Future-Oriented Experience? Affective, Behavioral, Social Cognitive, and Neuroscientific Evidence. Front Psychol 11, 1133, 2020.

日本心理学会[監修]、楠見孝[編]『なつかしさの心理学』誠信書房、2014年

ジョン・メディナ[著]、野中香方子[訳]『ブレイン・ルール』東洋経済新報社、2020年

『プレジデント』プレジデント社、2020年9月4日号

著者紹介

瀧　靖之〈たき　やすゆき〉

東北大学加齢医学研究所教授。医師。医学博士。1970年生まれ。東北大学大学院医学系研究科博士課程修了。東北大学加齢医学研究所機能画像医学研究分野教授。東北大学スマート・エイジング学際重点研究センター副センター長。MRI画像を用いたデータベースを作成し、脳の発達や加齢のメカニズムを明らかにする研究に従事。著書に『生涯健康脳』（ソレイユ出版）、『「賢い子」に育てる究極のコツ』（PHP文庫）、『脳が忘れない　英語の「超」勉強法』（小社刊）などがある。本書では、脳医学的に見た「回想」の効果を解説するとともに、日常生活の中で実践するヒントを紹介している。

回想脳《かいそうのう》　脳《のう》が健康《けんこう》でいられる大切《たいせつ》な習慣《しゅうかん》

2021年３月25日　第１刷

著　　者　瀧《たき》　靖《やす》之《ゆき》

発 行 者　小澤源太郎

責任編集　株式会社 プライム涌光
電話　編集部　03(3203)2850

発 行 所　株式会社 青春出版社
東京都新宿区若松町12番１号 〒162-0056
振替番号　00190-7-98602
電話　営業部　03(3207)1916

印刷　三松堂　　製本　大口製本

万一、落丁、乱丁がありました節は、お取りかえします。

ISBN978-4-413-23198-5 C0047